徹底図解

やさしくわかる
心臓カテーテル

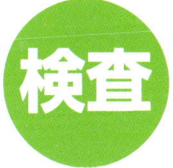  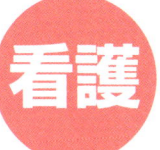

監修 齋藤 滋
編集 高橋佐枝子 島袋朋子

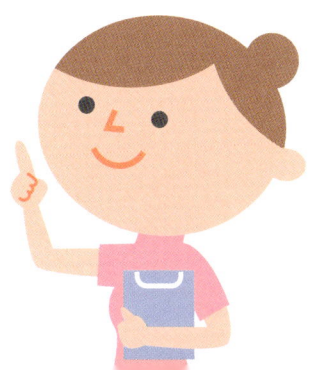

照林社

●●● 心臓カテーテルの仕事を楽しみましょう ●●●

　皆様が手に取っておられるこの本は、湘南鎌倉総合病院が開院以来25年余りにわたって行ってきた約95,000例の心臓カテーテル検査・治療の中から、次の世代に伝えるべく私たちが学んだ知識と経験をまとめたものです。

　心臓カテーテルに携わる皆様方は、知識欲旺盛な現在あるいは近い将来に、心臓カテーテル室で人生の一部を過ごすこととなります。そこには、患者さんの人生、他のスタッフの人生、いろいろな人々の人生が交錯する濃厚な時間と空間があるのです。

　自分自身、気がつけば37年間、人生の半分以上を心カテ室で過ごしてきました。なぜこれほど長い年月を過ごしてきたのか。自問すれば、答えは明白です。この時間と空間が私にとって必要であり、楽しかったからです。心臓カテーテルに携わる医療者が自分の業務に喜びとやりがいを感じられれば、患者さんに対してすばらしい治療や検査を安全に効率よく行うことができます。

　先進国において心疾患は、単一臓器疾患のなかで最も高い死亡率を有してきました。そのため検査・治療の発達は生命予後の改善に重要であり、心臓カテーテルは過去30年以上にわたって革命的な進化・発展を遂げてきました。特に虚血性心疾患に対する検査法と治療法は一定の成果をあげています。

　平均寿命が世界一の日本においては、これまでは治療対象とはなり得なかった病変や病態も、克服すべき課題として挙げられています。この中には、高度石灰化冠動脈病変や慢性完全閉塞病変、重症下肢虚血などが含まれます。経カテーテル的大動脈弁植込み術（TAVI）に代表される、弁膜症に対する新たな治療法の開発なども重要でしょう。心臓カテーテルに携わるプロフェッショナルとして、常に新しい情報をキャッチアップし、心臓カテーテルを楽しんでください。

　もちろん、楽しむためにはそれなりの知識と経験、そして技術が必要です。この本は、複雑な心臓カテーテルの業務をとてもわかりやすく解説しています。自分自身を啓発するためには、楽しみに勝る動機はありません。この本で学び、心臓カテーテル室での日々を楽しんで、患者さんにとってよりよい医療を提供していただければ、これ以上にない喜びです。

2014年8月

湘南鎌倉総合病院 副院長／循環器内科 部長

齋藤　滋

••• 編集にあたって •••

　私が心臓カテーテル室で働くようになって約15年がたちます。当時は今ほど情報がなく、多種多様な検査・治療が行われ、心カテ室にいる間は緊張の連続でした。わからないことはそばにいるスタッフに、職種をかまわずに聞いたものです。記録は術者の先生によく見ていただき、直していただきました。また、カテ室に入る看護師には手作りのマニュアルで指導していたので、きっと当時の私なら、「あのとき、こんな本があれば苦労しなかったのに」と思ったはずです。

　本書『やさしくわかる心臓カテーテル 検査・治療・看護』は、私たちが毎日行っている検査・治療の手順をふり返りながらていねいに書きました。先生方には心臓の解剖・生理や検査・治療の基本を中心に、看護師があまり得意でないデバイスの種類や特徴も解説していただいています。

　心臓カテーテル室での看護では、検査や治療の進行状況に合わせた患者のアセスメントやモニタリングが重要になります。本書を読めば、合併症を予測した異常の早期発見や急変時対応、ME機器の取り扱いなど、カテーテル室で必要な知識・技術が理解できます。

　施設によってはコメディカルの役割が異なるかもしれません。しかし、誰がどのような役割を担当しようと心臓カテーテル室でのやるべきことに変わりはありません。不安でいっぱいの新人ナース、教育担当の先輩ナース、循環器を学ぶ看護学生など、心臓カテーテルにかかわるすべての人を本書で応援したいと思います。

　最後に、業務に追われる私たちとともに根気よく編集を担当してくださった照林社の鈴木由佳子さんに感謝いたします。

2014年8月

湘南鎌倉総合病院看護部 副看護部長／心臓センター管理者
島袋朋子

Contents

心臓カテーテルの基礎知識

1. 心臓カテーテル検査・治療で頻出する略語 ...... 田中 穣 ... 2
2. これだけはおさえておきたい循環器の解剖生理 ...... 田中 穣 ... 4
3. 心臓カテーテルの全体像 ...... 高橋佐枝子 ... 8
4. 心臓カテーテル検査・治療の対象となる主な疾患 ...... 高橋佐枝子 ... 10
5. 心臓カテーテル室はこんなところ ...... 鈴木浩之 ... 12
6. 心臓カテーテルにかかわるスタッフ ...... 岩村庸平 ... 14
7. 心臓カテーテル検査・治療前後に行う検査 ...... 高橋佐枝子 ... 16
8. 治療方針や経過、合併症を予測するための指標 ...... 田中 穣 ... 21

Part 1 心臓カテーテル検査

1. 心臓カテーテル検査の種類と進め方 ...... 高橋佐枝子 ... 26
2. 右心カテーテル検査 ...... 満岡宏介、岩村庸平、北畠誠一 ... 28
3. 左心カテーテル検査 ...... 江本昌臣 ... 31
4. 電気生理学的検査(EPS) ...... 北畠誠一 ... 42

Part 2 心臓カテーテル治療

1. 心臓カテーテル治療の目的と方法 ...... 田中 穣 ... 46
2. 経皮的冠動脈形成術(PCI) ...... 田中 穣 ... 47

| プラスα 冠動脈以外の血管形成術 経皮的血管形成術（PTA） | 松実純也 | 52 |

覚えておきたい PCI 関連のキーワード

血管内イメージング	高橋佐枝子	56
冠血流予備量比（FFR）	高橋佐枝子	57
血栓吸引療法	田中　穣	57
ロータブレーター	田中慎司	58
大動脈内バルーンパンピング（IABP）	水野真吾	59
経皮的心肺補助装置（PCPS）	水野真吾	64

3. カテーテルアブレーション　　　　　　　　　　村上正人　67
4. ペースメーカー植込み術　　　　　　　　　　　村上正人　76
5. 植込み型除細動器（ICD）植込み術／心臓再同期療法（CRT）　村上正人　84

| プラスα 知っておきたい最新の治療技術 | 田中　穣 | 89 |

Part 3　合併症のアセスメントと対応

1. 末梢血管合併症　　　　　　　　　　　　　　　松実純也　92
2. 心合併症　　　　　　　　　　　　　　　　　　松実純也　94
3. 不整脈　　　　　　　　　　　　　　　　　　　松実純也　96
4. 神経合併症　　　　　　　　　　　　　　　　　松実純也　97
5. 腎合併症　　　　　　　　　　　　　　　　　　松実純也　98
6. 造影剤アレルギー　　　　　　　　　　　　　　松実純也　99
7. その他の合併症　　　　　　　　　　　　　　　松実純也　100

Part 4 心臓カテーテル看護

1. 心臓カテーテル看護の全体像 ………………………… 島袋朋子　102
2. 心臓カテーテル検査・治療前の看護 ………………… 清水修子　105
3. 心臓カテーテル検査・治療中の看護 ………………… 大津康隆　116
4. 心臓カテーテル検査・治療後の看護 ………………… 島袋朋子　127
5. 心臓カテーテル室での工夫と注意点 ………………… 斎藤清美　137
6. 緊急カテーテル検査・治療の看護 …………………… 斎藤清美　146

Part 5 検査・治療で使用する主なデバイス

1. シース ……………………………………………………… 田中慎司　152
2. 診断カテーテルとガイディングカテーテル ………… 田中慎司　154
3. ガイドワイヤー …………………………………………… 田中慎司　158
4. バルーンカテーテル ……………………………………… 田中慎司　162
5. ステント …………………………………………………… 田中慎司　165
6. 止血デバイス ……………………………………………… 田中慎司　171

● 索引 …………………………………………………………………… 174

Column

3Dマッピングシステム …… 村上正人　69	活性化凝固時間（ACT） …… 大津康隆　126	
心嚢穿刺 …………………… 田中慎司　95	door to balloon time …… 斎藤清美　148	
心臓カテーテルの医療費 … 清水修子　111	PCIで使用する主なデバイス … 田中慎司　161	

装丁：関原直子　本文デザイン：山口真理子　カバー・本文イラスト：とらこ　DTP製作：広研印刷

本書の特徴と活用法

心臓カテーテルの基礎知識と、看護師が知っておきたいケアのポイントをわかりやすく解説しています。検査・治療と看護を結びつけて理解することが大切です。

基礎知識を確認

- 心臓カテーテルに関する専門用語や解剖生理、適応疾患、使用する物品など

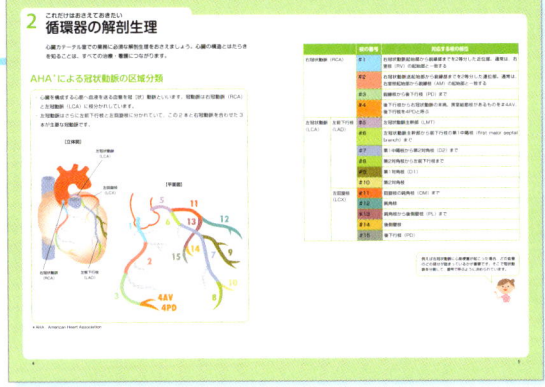

検査・治療の基本を確認

- 心臓カテーテル検査・治療の流れ、手技、合併症への対応など

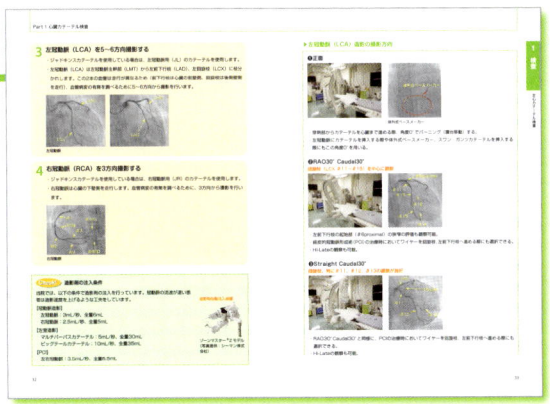

看護の役割・ポイントを確認

- 心臓カテーテル検査・治療の前・中・後の処置、アセスメント、モニタリングなど

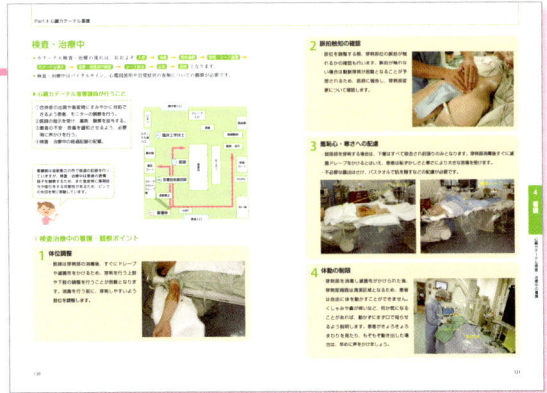

- 本書で紹介しているアセスメント法、手技等は、著者が臨床例をもとに展開しています。実践により得られた方法を普遍化すべく努力しておりますが、万一本書の記載内容によって不測の事態等が起こった場合、執筆者、出版社はその責を負いかねますことをご了承ください。なお、本書掲載の写真は執筆者の提供によるものであり、臨床症例からご家族・患者ご本人の同意を得て使用しています。
- 本書に記載している器具・薬剤等は著者の選択によるものです。出版時最新の情報を掲載しておりますが、使用にあたっては個々の添付文書を参照し、特に薬剤については適応・用量等は常にご確認ください。

編著者一覧

● **監修**

齋藤　滋　　湘南鎌倉総合病院 副院長／循環器内科 部長

● **編集**

高橋佐枝子　　湘南鎌倉総合病院循環器内科 部長

島袋朋子　　湘南鎌倉総合病院看護部 副看護部長／心臓センター管理者

● **執筆**（執筆順）

田中　穣　　湘南鎌倉総合病院循環器内科 医長

高橋佐枝子　　湘南鎌倉総合病院循環器内科 部長

鈴木浩之　　湘南鎌倉総合病院放射線科

岩村庸平　　湘南鎌倉総合病院ME室

満岡宏介　　湘南鎌倉総合病院ME室

江本昌臣　　湘南鎌倉総合病院放射線科 副技師長

北畠誠一　　湘南鎌倉総合病院ME室 副技士長

松実純也　　湘南鎌倉総合病院循環器内科 部長

田中慎司　　湘南藤沢徳洲会病院循環器内科 部長

水野真吾　　湘南鎌倉総合病院循環器内科

村上正人　　湘南鎌倉総合病院循環器内科 医長

島袋朋子　　湘南鎌倉総合病院看護部 副看護部長／心臓センター管理者

清水修子　　湘南鎌倉総合病院看護部心臓センター

大津康隆　　湘南鎌倉総合病院看護部心臓センター

斎藤清美　　湘南鎌倉総合病院看護部心臓センター 副主任

心臓カテーテルの基礎知識

1. 心臓カテーテル検査・治療で頻出する略語
2. これだけはおさえておきたい循環器の解剖生理
3. 心臓カテーテルの全体像
4. 心臓カテーテル検査・治療の対象となる主な疾患
5. 心臓カテーテル室はこんなところ
6. 心臓カテーテルにかかわるスタッフ
7. 心臓カテーテル検査・治療前後に行う検査
8. 治療方針や経過、合併症を予測するための指標

1 心臓カテーテル検査・治療で頻出する略語

カテーテル室では略語の使用が少なくありません。検査・治療中は医師らと正確にコミュニケーションをとれることが重要です。ここでは心臓カテーテル検査・治療の現場で用いられる最低限必要な略語を示します。

略語	英語	日本語
ABI	ankle brachial index	足関節上腕血圧比
AC	abrupt closure	急性冠閉塞
ACS	acute coronary syndrome	急性冠症候群
ACT	activated clotting time	活性化凝固時間
Af	atrial fibrillation	心房細動
AMI	acute myocardial infarction	急性心筋梗塞
AOG	aortography	大動脈造影
AP	angina pectoris	狭心症
AR	aortic regurgitation	大動脈弁閉鎖不全症
AS	aortic [valve] stenosis	大動脈弁狭窄[症]
ASD	atrial septal defect	心房中隔欠損
AVR	aortic valve replacement	大動脈弁置換術
BAV	balloon aortic valvuloplasty	バルーン大動脈弁形成術
BVS	bioresorbable vascular scaffold	生体吸収性スキャフォールド
CABG	coronary artery bypass graft	冠[状]動脈バイパスグラフト
CAG	coronary angiography (arteriography)	冠[状]動脈造影
CAS	carotid artery stenting	頸動脈ステント留置術
CI	cardiac index	心係数
CO	cardiac output	心拍出量
CRT	cardiac resynchronization therapy	心臓再同期療法
CRT-D	cardiac resynchronization therapy defibrillator	両心室ペーシング機能付植込み型除細動器
CTO	chronic total occlusion	慢性完全閉塞
DAPT	dual antiplatelet therapy	二剤抗血小板薬2剤併用療法
DC	direct current defibrillation	直流除細動
DES	drug eluting stent	薬剤溶出性ステント
EF	ejection fraction	心駆出率
EPS	electrophysiologic (al) study	電気生理学的検査
EVT	endovascular therapy	血管内治療
FFR	fractional flow reserve	冠血流予備量比
HOCM	hypertrophic obstructive cardiomyopathy	閉塞性肥大型心筋症
IABP	intra-aortic balloon pumping	大動脈内バルーンパンピング
ICD	implantable cardioverter defibrillator	植込み型除細動器

ISR	in-stent restenosis	ステント内再狭窄
IVC	inferior vena cava	下大静脈
IVUS	intravascular ultrasound	血管内超音波
LAD	left anterior descending [coronary] artery	左冠［状］動脈前下行枝
LAO	left anterior obliquity	左前斜位
LCA	left coronary artery	左冠［状］動脈
LCX	left circumflex [coronary] artery (branch)	左冠［状］動脈回旋（枝）
LMT	left main coronary trunk	左冠［状］動脈主幹部
LVEDP	left ventricular end-diastolic pressure	左［心］室拡張終末期圧
LVEF	left ventricular ejection fraction	左室駆出率
LVG	left ventriculography	左［心］室造影
MI	myocardial infarction	心筋梗塞
MR	mitral [valve] regurgitation	僧帽弁閉鎖不全［症］
MS	mitral [valve] stenosis	僧帽弁狭窄［症］
MVR	mitral valve replacement	僧帽弁置換術
OCT	optical coherence tomography	光干渉断層法
OMI	previous (old) myocardial infarction	陳旧性心筋梗塞
PAf	paroxysmal atrial fibrillation	発作性心房細動
PCI	percutaneous coronary intervention	経皮的冠［状］動脈形成術
PCPS	percutaneous cardiopulmonary support	経皮的心肺補助装置
PCWP	pulmonary capillary wedge pressure	肺動脈楔入圧
PTA	percutaneous transluminal angioplasty	経皮的血管形成術
PTMC	percutaneous transluminal (transvenous) mitral commissurotomy	経皮（経静脈）的僧帽弁交連切開術
PTSMA	percutaneous transluminal septal myocardial sblation	経皮的中隔心筋焼灼術
RAO	right anterior oblique [position]	右斜位
RVG	right ventricular angiography	右［心］室造影
RCA	right coronary artery	右冠［状］動脈
RD	renal denervation	経皮的腎動脈除神経アブレーション
SAT	subacute thrombosis	亜急性血栓性閉塞
SVC	superior vena cava	上大静脈
TAVI/ TAVR	transcatheter aortic valve implantation/transcatheter aortic valve replacement	経カテーテル的大動脈弁植込み術
UAP	unstable angina pectoris	不安定狭心症
Vf	ventricular fibrillation	心室細動
VSD	ventricular septal defect	心室中隔欠損
VT	ventricular tachycardia	心室頻拍

2 これだけはおさえておきたい
循環器の解剖生理

心臓カテーテル室での業務に必須な解剖生理をおさえましょう。心臓の構造とはたらきを知ることは、すべての治療・看護につながります。

AHA*による冠状動脈の区域分類

- 心臓を構成する心筋へ血液を送る血管を冠［状］動脈といいます。冠動脈は右冠動脈（RCA）と左冠動脈（LCA）に枝分かれしています。
- 左冠動脈はさらに左前下行枝と左回旋枝に分かれていて、この2本と右冠動脈を合わせた3本が主要な冠動脈です。

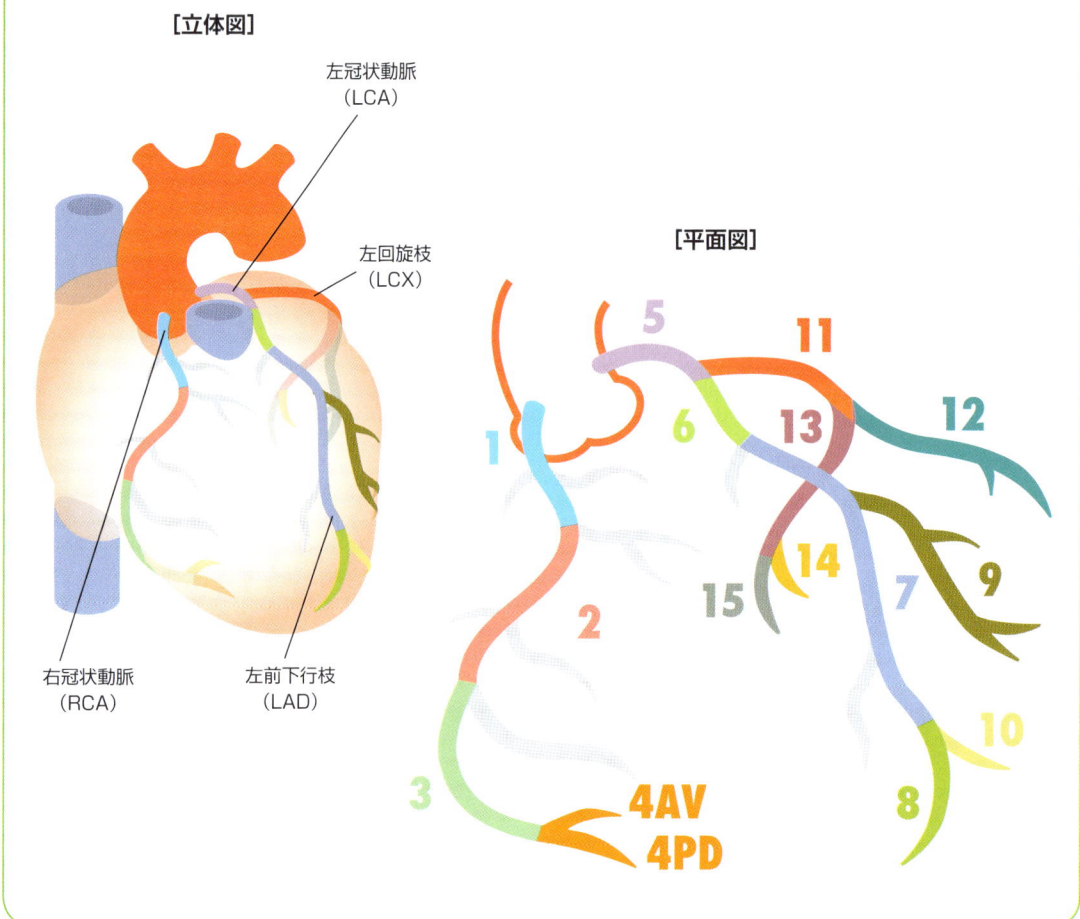

＊AHA：American Heart Association

		枝の番号	対応する枝の部位
右冠状動脈（RCA）		#1	右冠状動脈起始部から鋭縁部までを2等分した近位部。通常は、右室枝（RV）の起始部と一致する
		#2	右冠状動脈送起始部から鋭縁部までを2等分した遠位部。通常は、右室枝起始部から鋭縁枝（AM）の起始部と一致する
		#3	鋭縁枝から後下行枝（PD）まで
		#4	後下行枝から右冠状動脈の末梢。房室結節枝があるものを#4AV、後下行枝を4PDと呼ぶ
左冠状動脈（LCA）	左前下行枝（LAD）	#5	左冠状動脈主幹部（LMT）
		#6	左冠状動脈主幹部から前下行枝の第1中隔枝（first major septal branch）まで
		#7	第1中隔枝から第2対角枝（D2）まで
		#8	第2対角枝から左前下行枝まで
		#9	第1対角枝（D1）
		#10	第2対角枝
	左回旋枝（LCX）	#11	回旋枝の鈍角枝（OM）まで
		#12	鈍角枝
		#13	鈍角枝から後側壁枝（PL）まで
		#14	後側壁枝
		#15	後下行枝（PD）

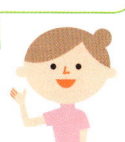

例えば右冠状動脈に心筋梗塞が起こった場合、どの血管のどの部分が詰まっているかが重要です。そこで冠状動脈を分割して、番号で呼ぶように決められています。

心房・心室と弁

- 心臓は2つの心房と2つの心室で構成されています。
- それぞれの出口には、血液の逆流を防ぐための弁（①右房室弁［三尖弁］、②肺動脈弁、③左房室弁［僧帽弁］、④大動脈弁）がついています。

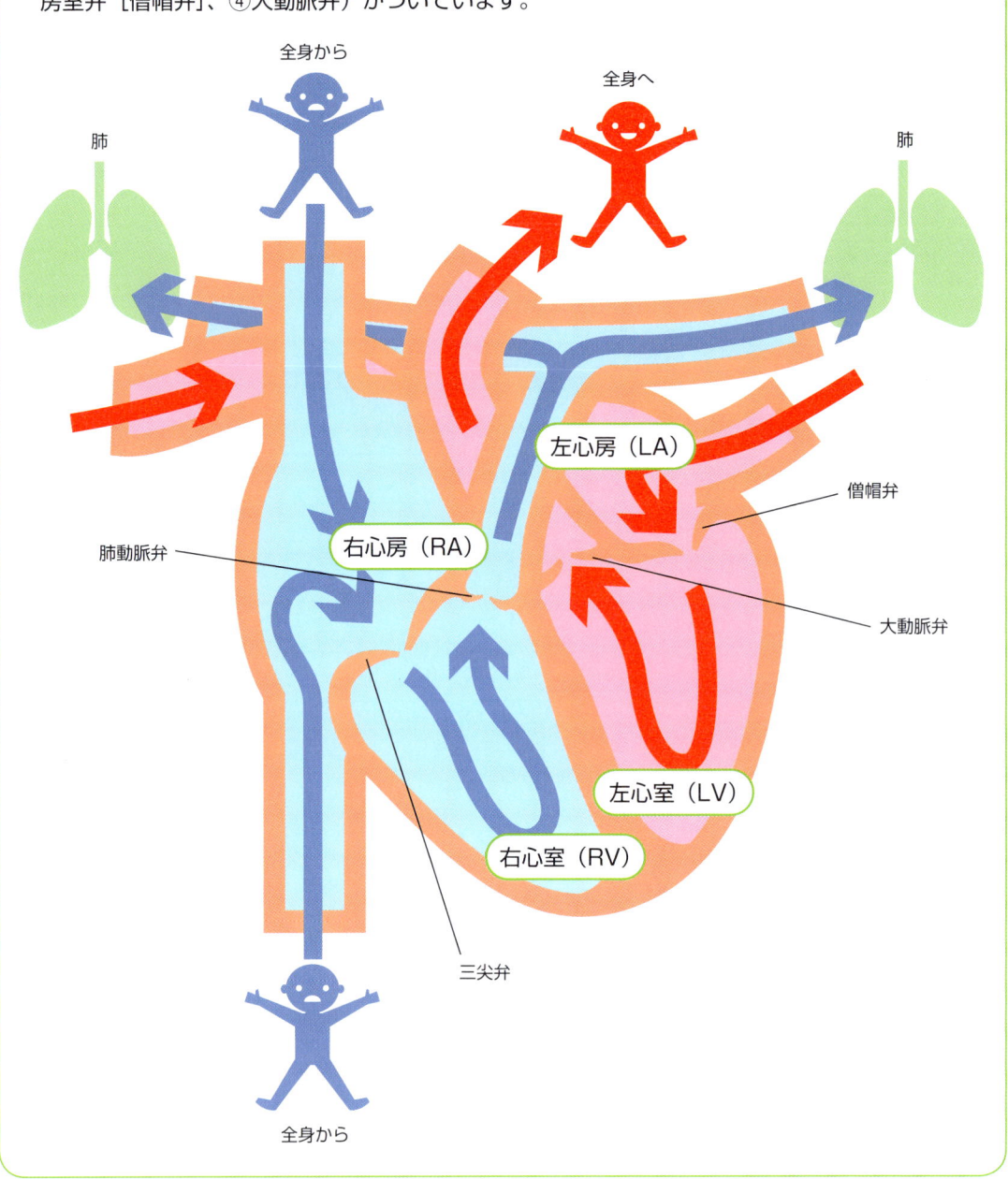

刺激伝導系

- 洞［房］結節で発生した電気信号が刺激伝導に伝わって、心筋の各部分が刺激され、収縮動作が起こります。この心臓の動作のもととなっている電気信号を体外から観察したものが心電図です。
- 波形は心臓の各部分の興奮状態に対応しています。

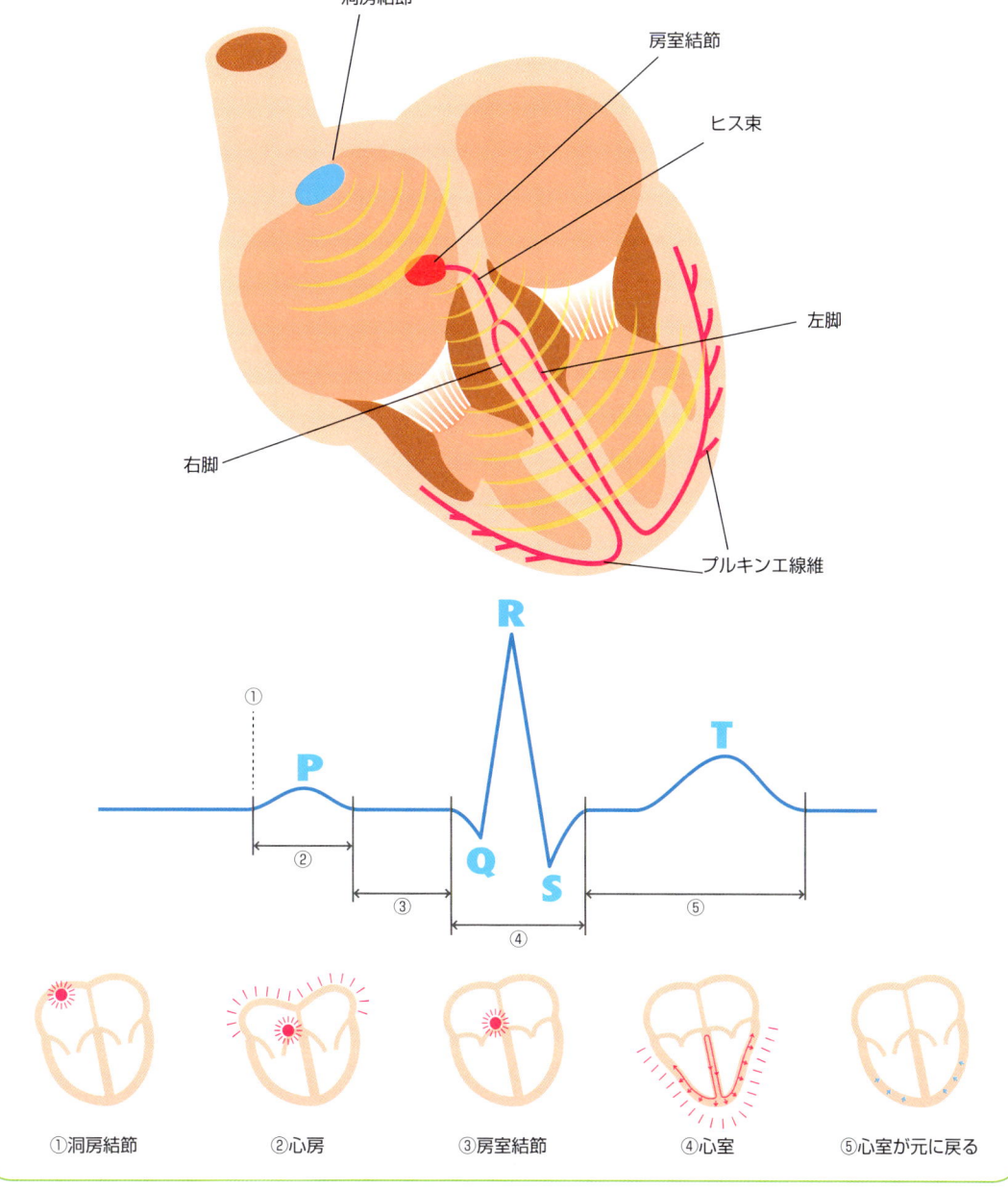

3 心臓カテーテルの全体像

　心臓カテーテル室では、さまざまな検査や治療が行われます。ここでまず全体像をつかみ、各章の頁を読むと理解しやすくなります。

心臓カテーテル検査

・検査の種類には、大きく①右心カテーテル検査、②左心カテーテル検査、③電気生理学的検査があります。
・最近の傾向として心臓のみならず、末梢動脈疾患も検査の対象となります。

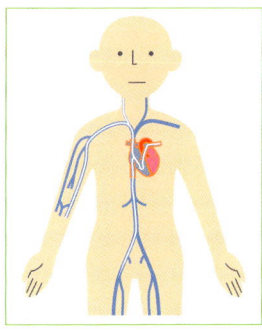

右心カテーテル検査→　p.28〜

- 右心系（右心房、右心室、肺動脈）で行われる心臓カテーテル検査
- 静脈（鎖骨下静脈、内頸静脈、大腿静脈）からカテーテルを挿入する
  ①スワン・ガンツカテーテル検査
  ②右室造影（RVG）
  ③肺動脈造影
  ④心筋生検
  ⑤サンプリング

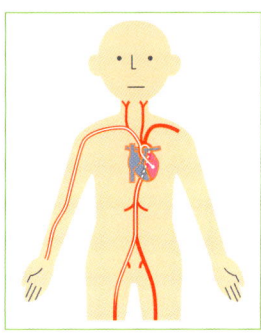

左心カテーテル検査→　p.31〜

- 左心系（左心房、左心室、冠動脈、大動脈）で行われる心臓カテーテル検査
- 動脈（橈骨動脈、上腕動脈、大腿動脈）からカテーテルを挿入する
  ①冠動脈造影（CAG）
  　冠動脈バイパスグラフト（CABG）造影
  　エルゴノビン（ERG）負荷試験
  ②左室造影（LVG）

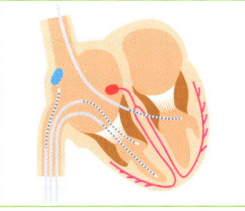

電気生理学的検査（EPS）→　p.42〜

- 心腔内に電極カテーテルを挿入し、不整脈の有無や種類を診断する
- 主に静脈（鎖骨下静脈、内頸静脈、大腿静脈）からカテーテルを挿入する

心臓カテーテルの基礎知識

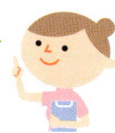

> 循環器疾患の検査・治療には、局所麻酔で施行でき、比較的低侵襲である心臓カテーテルが欠かせないものになっています。

心臓カテーテル治療

- 心臓カテーテル治療とは、心臓カテーテル室で行われるX線透視下にカテーテルを用いて行う心臓治療の総称です。
- 全身麻酔の外科的な手術と比べて患者への侵襲が少なく、早期退院できるメリットがあります。

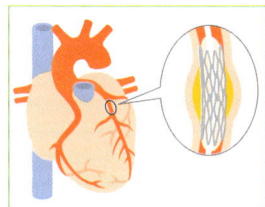

経皮的冠動脈形成術（PCI）→ p.47〜

- 閉塞あるいは狭窄した冠動脈を拡張して治療する

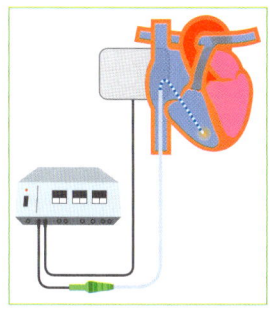

カテーテルアブレーション→ p.67〜

- 高周波を用いて通電を行い、心臓の内側を焼灼して頻脈性不整脈を治療する

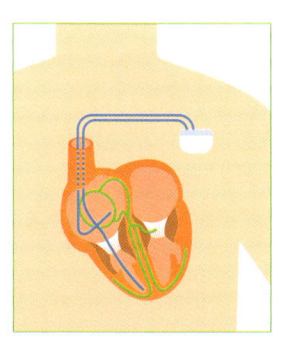

ペースメーカー植込み術→ p.76〜

植込み型除細動器（ICD）植込み術／心臓再同期療法（CRT）→ p.84〜

- 徐脈性不整脈や難治性致死性不整脈を、ペースメーカーや植込み型除細動器を用いて治療する

4 心臓カテーテル検査・治療の対象となる主な疾患

心臓カテーテル室で扱う疾患は多岐にわたります。多くの疾患で心臓カテーテル検査を必要とするのは、疾患そのものの診断より虚血性心疾患を除外するための場合が多いです。ここでは、よく見る代表的な疾患を挙げます。

心臓カテーテル室で扱う主な心疾患

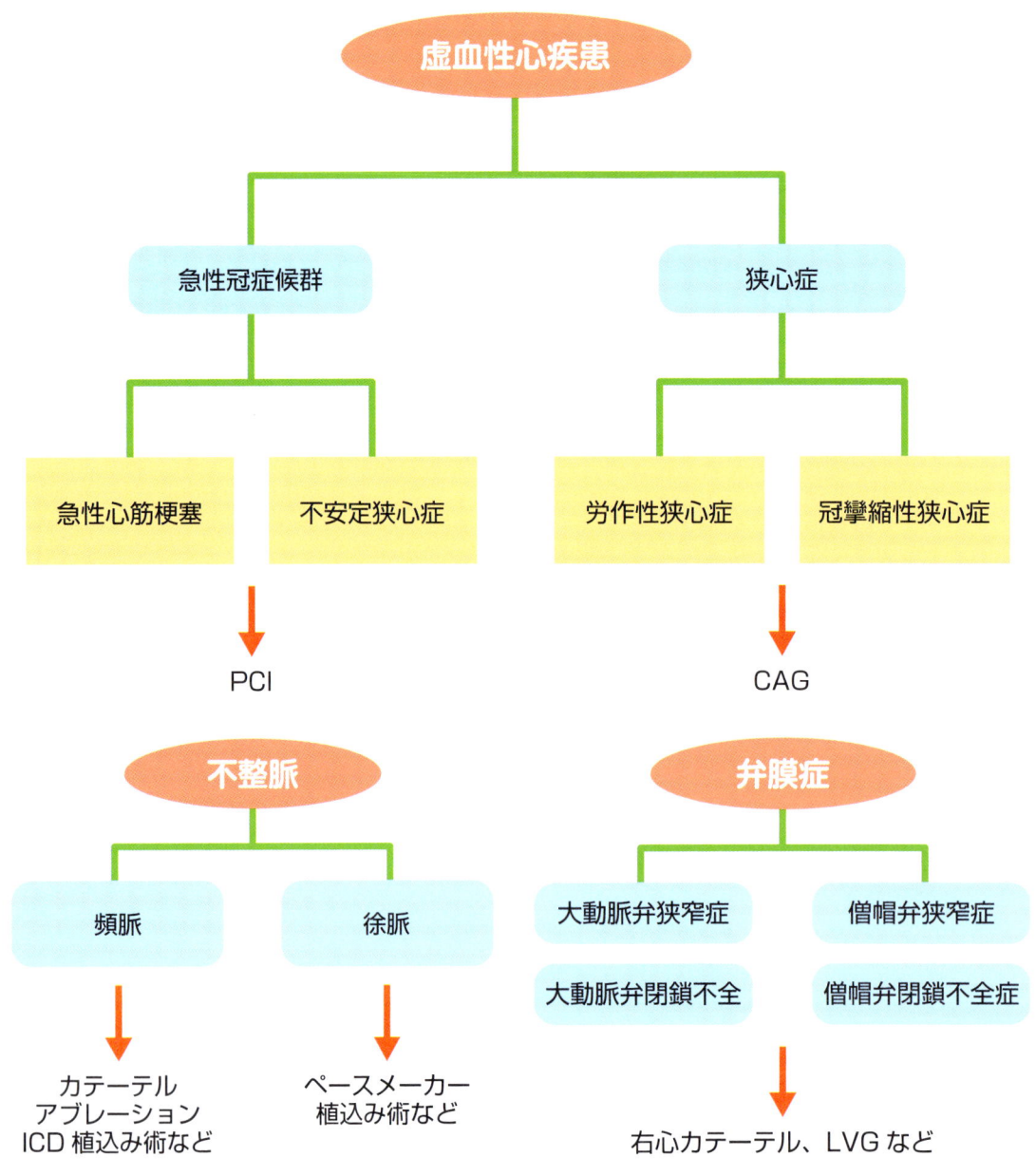

心臓カテーテルの基礎知識

急性心筋梗塞

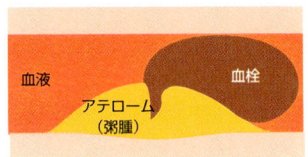

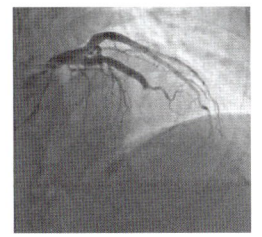

左前下行枝#7（100％の閉塞、TIMI Grade 0）

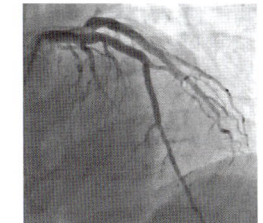

#7のステント留置後（TIMI Grade 3）

不安定狭心症

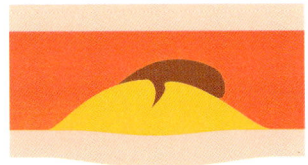

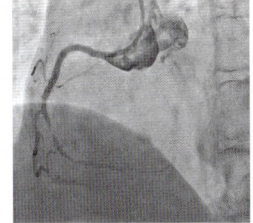

右冠動脈#2（99％の閉塞、delay、TIMI Grade 1）

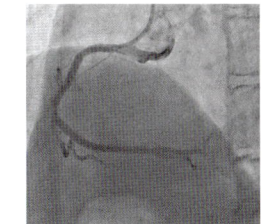

#2のステント留置後（TIMI Grade 3）

労作性狭心症

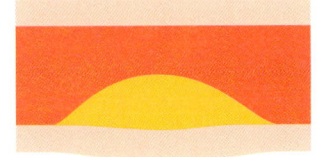

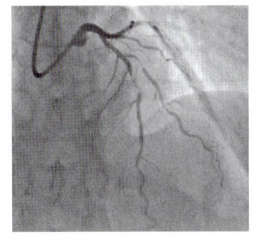
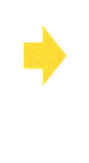

左前下行枝#7（90％の狭窄、CCS Class Ⅲ）

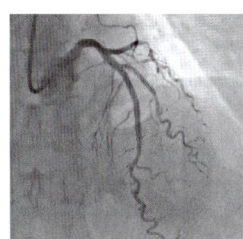

#7のステント留置後（CCS Class Ⅰ）

冠攣縮性狭心症

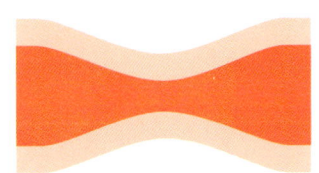

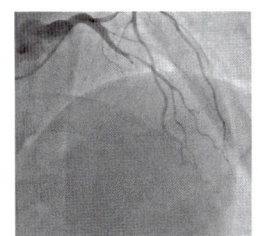

エルゴノビン負荷にて冠攣縮を認める
（#7で100％の閉塞）

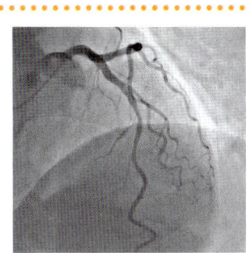

ニトログリセリンで改善

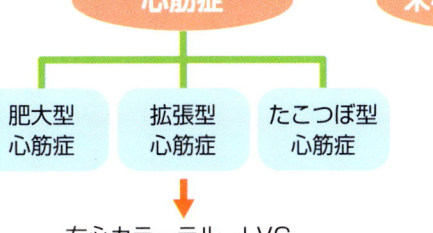

先天性心疾患
- 心房中隔欠損症（ASD） → サンプリング、LVG、肺動脈造影など
- 心室中隔欠損症（VSD）

心筋症
- 肥大型心筋症
- 拡張型心筋症
- たこつぼ型心筋症
→ 右心カテーテル、LVG、CAG、心筋生検など

末梢血管病変
→ AOGなど

5 心臓カテーテル室はこんなところ

心臓カテーテル室では多くの機器を取り扱うため、検査機器やデバイスが、手技・処置を行いやすいように配置されています。

心臓カテーテル室内の様子
（湘南鎌倉総合病院の場合）

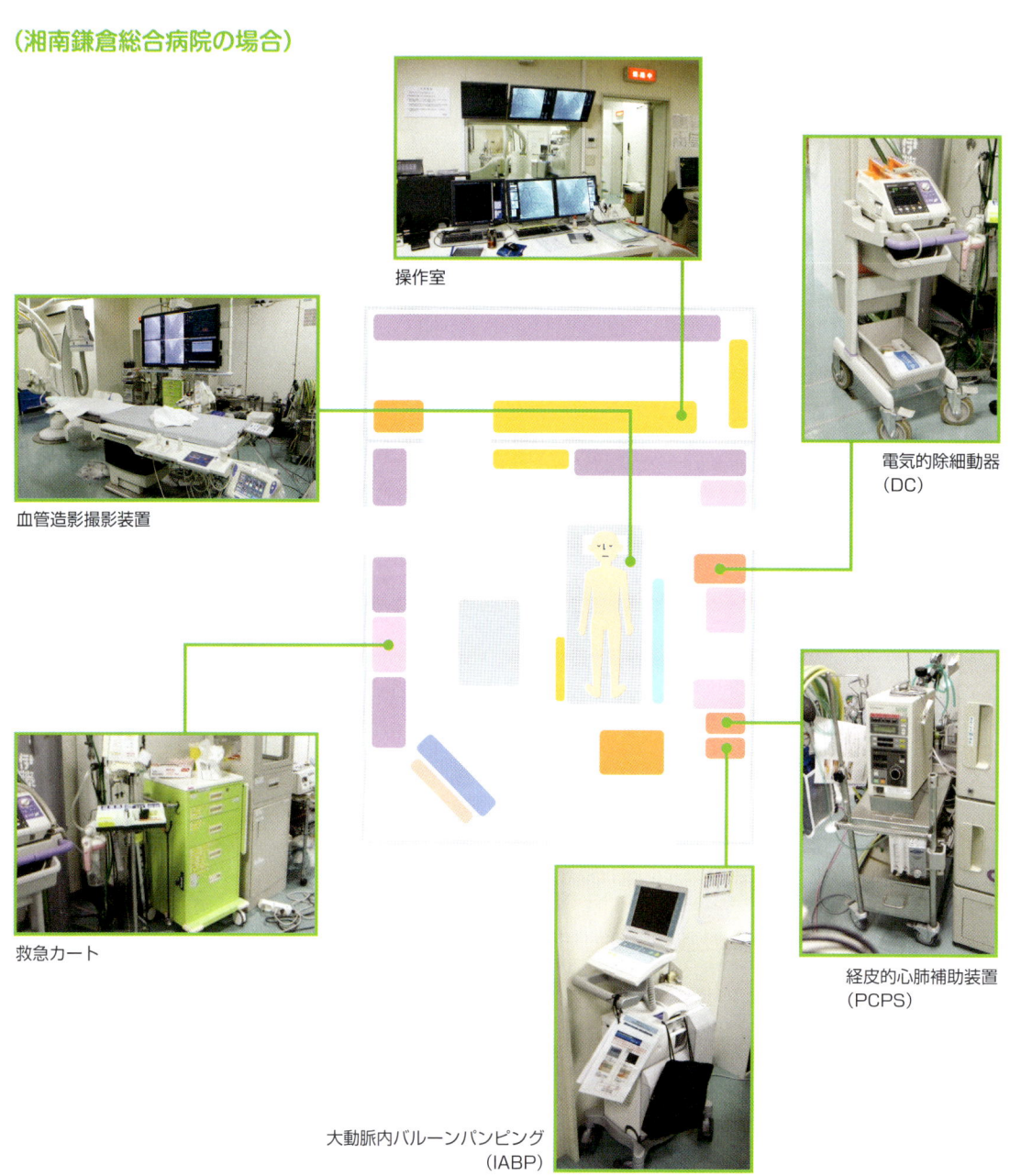

操作室

血管造影撮影装置

電気的除細動器（DC）

救急カート

大動脈内バルーンパンピング（IABP）

経皮的心肺補助装置（PCPS）

血管造影撮影装置

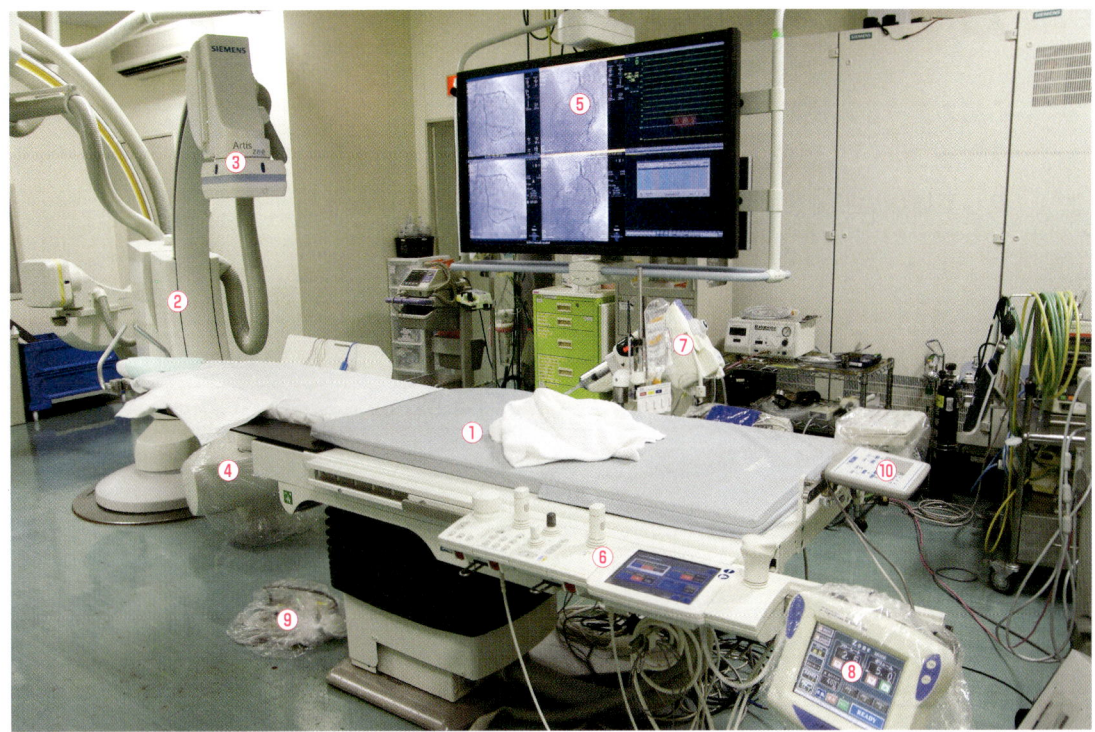

① 患者用ベッド（カテーテル台）
② Cアーム
③ FPD（フラットパネルディテクタ）
④ X線管球
⑤ 画像観察モニタ
⑥ カテーテル台・Cアーム操作コンソール
⑦ インジェクター（造影剤自働注入器）
⑧ インジェクターコンソール
⑨ フットスイッチ
⑩ IVUS/FFRコンソール

生体信号検査記録装置

・多くの生体信号を同時に記録します。
・かつてはポリグラフといわれていましたが、最近ではコンピュータが内蔵されてデータの解析ができる「カテラボシステム」と呼ばれるものが使われています。
・本体は通常操作室側に置かれています。
・他に心電計、血管内超音波（IVUS）撮影装置、血液ガス分析器、心拍出量計、心臓電気刺激装置などの機器があります。

治療装置

・緊急の際、救命処置や、補助循環を行うための装置もすぐに使えるように用意されています。
・除細動器、麻酔器、人工呼吸器、体外式ペースメーカー、大動脈内バルーンパンピング（IABP）、救急用薬品などがあります。

6 心臓カテーテルにかかわるスタッフ

心臓カテーテル検査・治療は、チームで行われます。
スタッフ1人1人がチームを構成するプロフェッショナルであり、それぞれの役割を果たしてはじめて確実・安全に実施することができます。

心臓カテーテル治療・検査におけるチーム医療

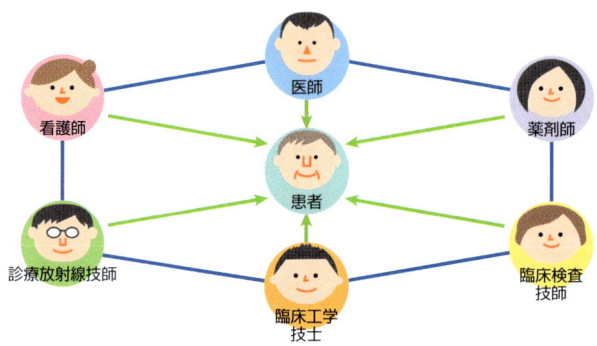

医師
- チーム医療の中では、各医療スタッフの知識や意見を引き出し、患者の置かれている状況を的確に判断し最善の医療を提供する。
- 患者に対するインフォームド・コンセントも重要な仕事である。
- 心臓カテーテル室では検査・治療の準備指示、使用デバイスの選択などまとめ役として検査・治療の方針を決定する。

看護師
- 医療現場において、医師の診察・治療の補助に関連する業務から、患者の療養生活の支援に至るまで幅広い業務を行っている。チーム医療では「キーパーソン」として各スタッフからの期待が大きい。
- 心臓カテーテル室での業務も、カテ記録の記入、患者の情報収集と多岐にわたる。
- 検査・治療における患者の不安・苦痛を和らげるのも看護師の大切な役割である。

臨床工学技士
- 医学と工学の知識を用いて、医師の指示のもとに生命維持管理装置の操作、保守・点検を行う。
- 心臓カテーテル室では、ポリグラフをはじめ、PCPS（経皮的心肺補助装置）、IABP（大動脈内バルーンパンピング）等の操作、管理を行っている。
- アブレーションやペースメーカーなどの不整脈治療の業務も行う。

診療放射線技師
- 医師の指示を受け、X線やCT、MRI、超音波など高度な画像診断機器を取り扱い、管理する。
- 心臓カテーテル室では、検査の介助、アンギオ装置の管理を行う。また、定期的冠動脈造影法（QCA）の解析やスタッフの放射線被曝を極力減らし、防護服、防護板の適切な使用などを監視する。

臨床検査技師
・循環器領域では心エコー、ホルター心電図などの生理機能検査を行う。

薬剤師
・処方の内容について、飲み合わせ・副作用・量・服用方法のチェックを行う。
・患者が薬を正しく使えるように服薬指導を行うことにより薬剤に対する安全が向上する。

心臓カテーテル室スタッフの役割（湘南鎌倉総合病院の場合）

医師①	Dr1	術者、手技、データベース入力、アンギオ装置操作
医師②	Dr2	助手、清潔野手伝い、アンギオ装置操作
看護師	Ns	記録、薬剤、救急カート管理、不潔野手伝い、患者入退室、タイムアウト管理
診療放射線技師	RT	清潔野手伝い、画像管理、アンギオ装置管理・操作、データベース管理・入力
臨床工学技士	ME	不潔野手伝い、IVUS管理・操作、ポリグラフ管理・操作、不整脈関係機器管理・操作、カテーテル室コントロール、IABP/PCPS/DC管理・操作

※矢印は動線の例
検査は医師が1名で行う場合があります

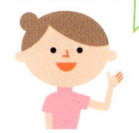

当院の心臓カテーテル室内スタッフは、医師、看護師、診療放射線技師、臨床工学技士の4職種で構成されます。

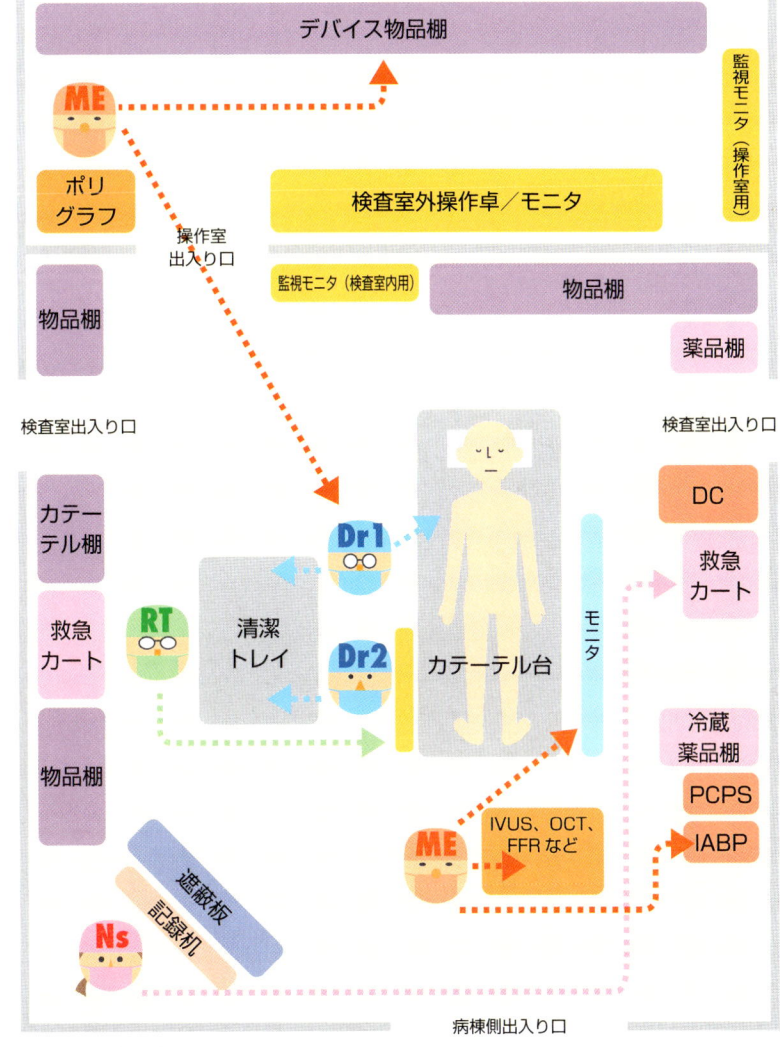

7 心臓カテーテル検査・治療前後に行う検査

安全かつ確実に心臓カテーテル検査・治療を行うためには、非侵襲的な検査で患者の病態を把握することが重要です。

① 12誘導心電図
② 運動負荷心電図
③ 心エコー
④ 採血
⑤ 足関節上腕血圧比（ABI）
⑥ 頸動脈エコー、腎動脈エコー
⑦ 胸部X線検査
⑧ その他の検査（ホルター心電図など）

当院では心臓カテーテルの前後に、①～⑧の検査を行っています。

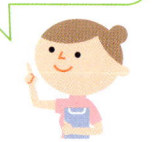

①12誘導心電図

目的	・心臓の動きを電気的な波形として記録し、現時点での心臓の状態をみる。
方法	・電極の付け間違いに注意する。心電図は循環器疾患診断の基本中の基本である。 四肢誘導　　胸部誘導 左鎖骨中線／左前腋窩線／左中腋窩線／第5肋間レベル
検査結果の見方	・波形に異常があれば、医師にすぐ報告する。 ・以前の心電図があれば比較するのが大事なポイント。心電図が疾患を語ってくれる。

②運動負荷心電図

目的	・運動を実施し、脈拍、血圧が上昇したときの心電図の波形変化により狭心症や不整脈の診断をする。
方法	・運動時の転倒、不整脈による失神に注意する。 マスター法　　エルゴメーター法　　トレッドミル法 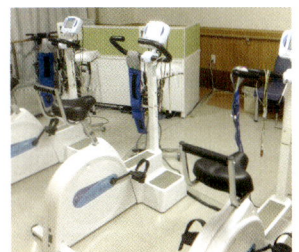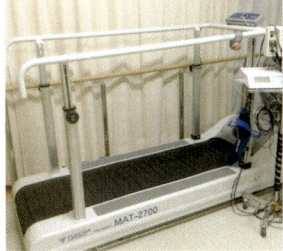 ・シングルマスター（1分30秒間）、ダブルマスター（3分間）階段昇降する。　・エルゴメーター（自転車型）やトレッドミル（傾斜、速度を変えられるベルトコンベア型）などを用いて運動負荷をかける。
検査結果の見方	・心電図でSTの変化、不整脈の出現など。

③心エコー

目的	・心機能、心拡大、心肥大、弁膜症、心嚢液量などを評価する。
方法	・通常は、医師あるいは検査技師が施行する。 ・非侵襲的な検査の中で、心エコーは最も多くの情報が得られる。 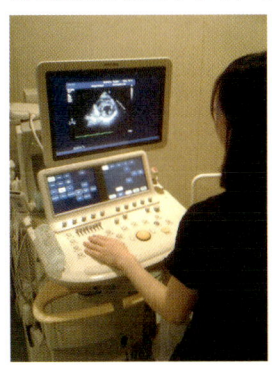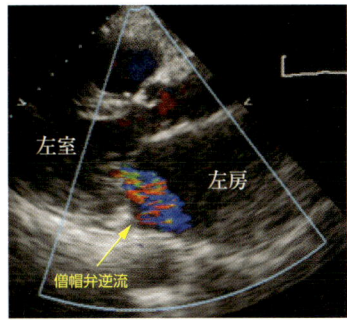 左室から左房への逆流ジェットを認める。
検査結果の見方	・心臓カテーテル検査の前には、心疾患の診断あるいは診断を助けるため、検査・治療後には合併症が起こったかどうかの診断に用いる場合が多い。 ・心嚢液はないか、心機能は落ちていないか、心筋梗塞では心室中隔穿孔などがないかも観察する。

④採血

目的	・全身の状態を評価する。
検査項目	・白血球、赤血球、血小板、腎機能（BUN、Cr、Na、K、Cl）、肝機能、クレアチンキナーゼ（CK、時にCK-MB）、総コレステロール、LDLコレステロール、HDLコレステロール、中性脂肪、血糖、HbA1c、CRPなど。
検査結果の見方	・急性冠症候群などの場合には緊急の治療が優先されるが、ときに、重症の貧血、血小板の異常な低下、腎機能低下、異常なCRPの上昇などにより全身疾患の治療が優先されることがある。 ・糖尿病の存在、コレステロール値の異常は冠動脈疾患の危険因子である。 ・カテーテルにおける検査、治療には造影剤を使用するため、腎機能低下を認める場合は特に注意が必要である。 ・貧血がある患者が動悸、息切れを訴え循環器科を受診することは珍しくない。冠動脈疾患を合併していることもあるので、軽度の貧血なら、そのまま心臓カテーテル検査を行うという選択肢はあるが、重症な貧血はその時点で出血を合併している可能性あり、貧血の精査が優先されることもある。 ・狭心症と似ている疾患に胆石発作がある。膵炎も狭心症と似た症状を示すため、肝機能障害がある場合には、消化器系の疾患による症状かもしれないことを念頭におく。

⑤足関節上腕血圧比（ABI*）

目的	・末梢動脈に閉塞があるかどうか確認する。
方法	・検査は必ず臥位で行う。 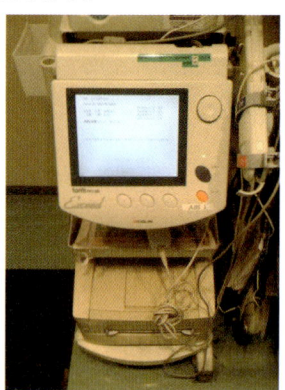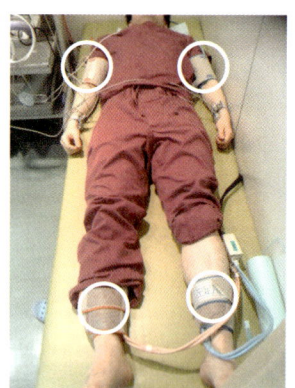 四肢の血圧を同時に測定する。
検査結果の見方	・透析患者では、末梢動脈の狭窄、閉塞があってもABIが低値でないことがある。 ・下肢の数値だけでなく、両上肢の左右差がないかも確認する。鎖骨下動脈の狭窄などが隠れていることもあり、穿刺部の選択に役立つことがある。 ・ABI比が0.9以下の場合、下肢動脈狭窄が疑われる。

＊ABI：ankle brachial pressure index

⑥頸動脈エコー、腎動脈エコー

目的	・頸動脈、腎動脈の狭窄を評価する。
方法	・血管エコーで血流を評価する。
検査結果の見方	・加速血流を認めた場合、狭窄が疑われる。 ・冠動脈の狭窄がある患者は、頸動脈、腎動脈にも狭窄の合併が多い。 ・腎動脈狭窄の患者は、高血圧が続くことがある。

⑦胸部X線検査

目的	・肺や心臓、縦隔などの疾患について、さまざまな情報を得ることができる。
検査結果の見方	・重篤な心不全の患者は造影剤の検査や治療をするだけで病状がさらに悪化することがあるため、注意が必要である。 ・胸水の有無は読めるようにしておくとよい。 ・胸部X線では心不全や、肺がんなどを見つけることができる。

⑧その他の検査

ホルター心電図

目的	・24時間心電図を記録し、不整脈、狭心症の診断を行う。
方法	・24時間心電図モニタする。 ・患者は、行動記録、自覚症状の有無を記載する。
検査結果の見方	・不整脈の有無、重症度、心電図のST変化の有無をみる。 ・症状出現時の心電図変化もみる。

ホルター心電計

ST上昇
正常なST

ラジオアイソトープ（核医学）検査

目的	・虚血性心疾患の診断を行う。
方法	・トレッドミル、エルゴメーターで運動負荷を施行し、心電図と心筋シンチグラフィで心筋虚血を評価する。 ・心筋シンチグラフィの評価には通常、タリウム、テクネシウムを用いる。運動負荷時にタリウム、テクネシウムを静注し撮影、4時間ほどした安静時に再度静注し撮影する。
検査結果の見方	・狭心症があると、運動負荷時にタリウム、テクネシウムの集積がなく、安静時には集積を認める。

経食道エコー

目的	・心内血栓、感染性心内膜炎のvegetation（疣贅（ゆうぜい））の診断、弁膜症（僧帽弁逸脱症など）の診断に役立つ。
方法	・消化管内視鏡のようにエコープローブを食道に挿入し、経食道で心臓内を評価する。 経食道エコー　　　　　　経食道エコープローブ
検査結果の見方	・苦痛を伴うため麻酔下で施行することも増えてきている。 ・心電図、SpO$_2$モニターする。 ・エコー画像にて、心内の血栓の有無、弁膜症の度合い、疣贅の有無を確認する。

8 治療方針や経過、合併症を予測するための指標

患者の症状や状態を把握し、治療方針を決定するうえで指標となるいくつかのツールがあります。
一貫した看護を行うためにこれらの情報をチームで共有し、またケアの評価にも活用してください。

AHA*の狭窄度分類

冠動脈造影の狭窄度を半定量的に評価する

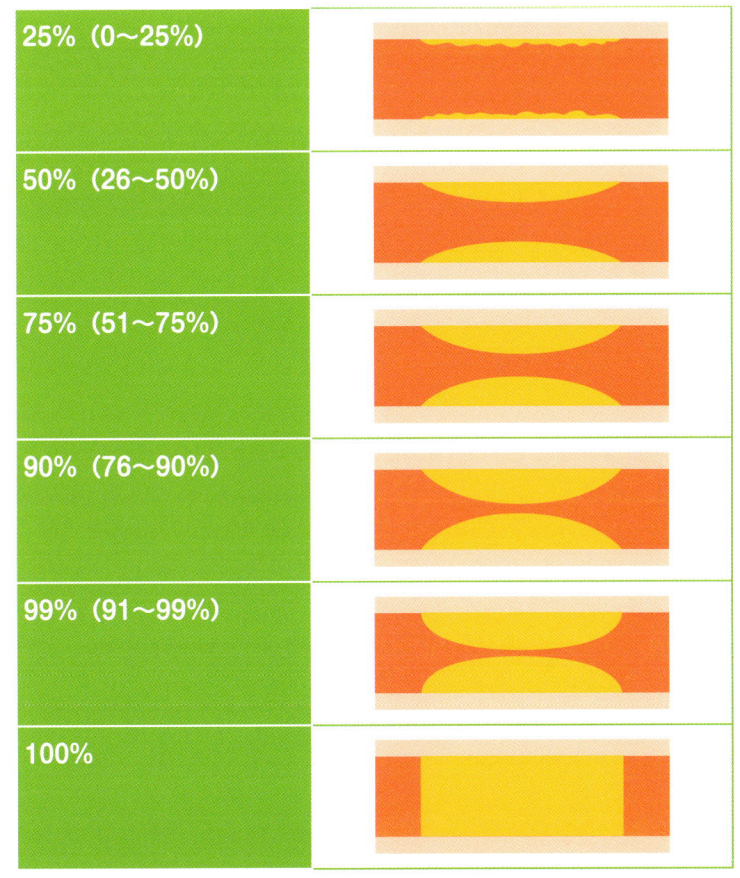

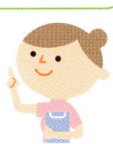

多方向から撮影し、最も狭窄度が高い造影像で評価します。

75％以上の狭窄を有意病変とするが、左主幹部の狭窄は50％以上で有意とする。
*AHA：American Heart Association

NYHA*分類

自覚症状から心機能を評価する

Ⅰ度	心疾患があるが、身体活動には特に制約がなく日常労作により、特に不当な呼吸困難、狭心痛、疲労、動悸などの愁訴が生じないもの。
Ⅱ度	心疾患があり、身体活動が軽度に制約されるもの。安静時または軽労作時には障害がないが、日常労作のうち、比較的強い労作（例：階段上昇、坂道歩行など）によって、上記の愁訴が発現するもの。
Ⅲ度	心疾患があり、身体活動が著しく制約されるもの。安静時には愁訴はないが、比較的軽い日常労作でも、上記の主訴が出現するもの。
Ⅳ度	心疾患があり、いかなる程度の身体労作の際にも上記愁訴が出現し、また、心不全症状、または狭心症症候群が安静時においてもみられ、労作によりそれらが増強するもの。

＊NYHA：New York Heart Association

CCS*分類

狭心症の重症度を示す

Ⅰ度	日常身体活動では狭心症が起こらないもの。例えば歩行、階段を昇るなど。しかし、激しい急激な長時間にわたる仕事やレクリエーションでは狭心症が起こる。
Ⅱ度	日常生活にわずかな制限のあるもの。早足歩行や急いで階段を昇る、坂道を登る、食後や寒冷時、風が吹いているとき、感情的にストレスを受けたとき、または起床後数時間以内に歩いたり階段を昇ったときに狭心症が起こるもの。
Ⅲ度	日常生活に明らかに制限のあるもの。1～2ブロック（50～100M）の平地歩行や自分のペースで階段を昇っても狭心症が起こるもの。
Ⅳ度	不快感なしに日常生活ができず、安静時にも狭心症状があると思われるもの。

＊CCS：Canadian Cardiovascular Society

Killip分類

急性心筋梗塞による心不全の重症度を胸部理学所見から評価する

クラスI	心不全の徴候なし
クラスII	軽度〜中等度心不全 ラ音聴取領域が全肺野の50%未満
クラスIII	重症心不全 肺水腫、ラ音聴取領域が全肺野の50%以上
クラスIV	心原性ショック 血圧90mmHg未満、尿量減少、チアノーゼ、冷たく湿った皮膚、意識障害を伴う

Forrester分類

急性心不全の評価であり、これをもとに治療指針が決定される

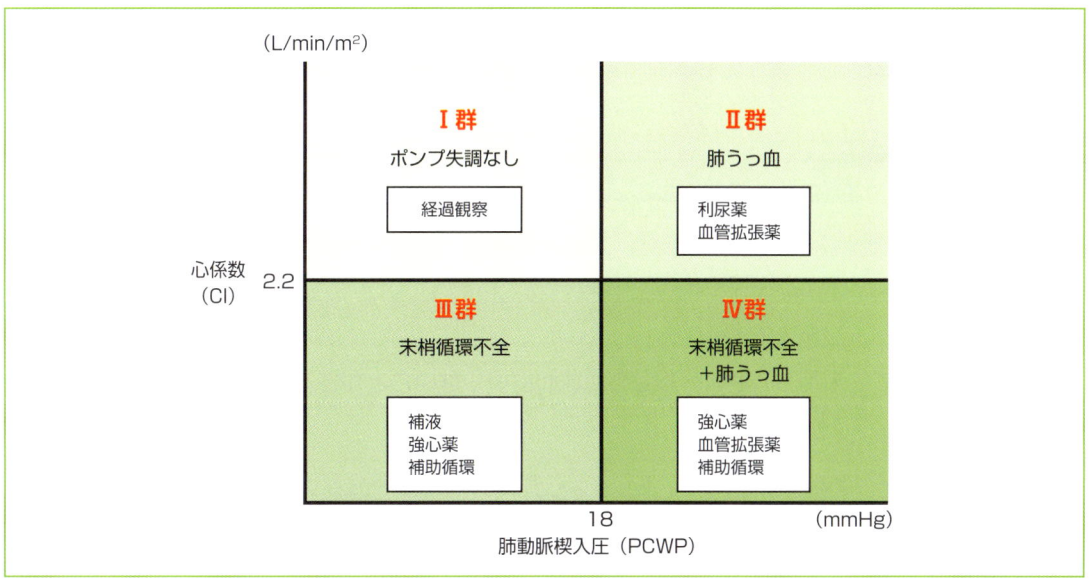

TIMI*分類

心筋梗塞の病変より末梢の灌流状態を評価する

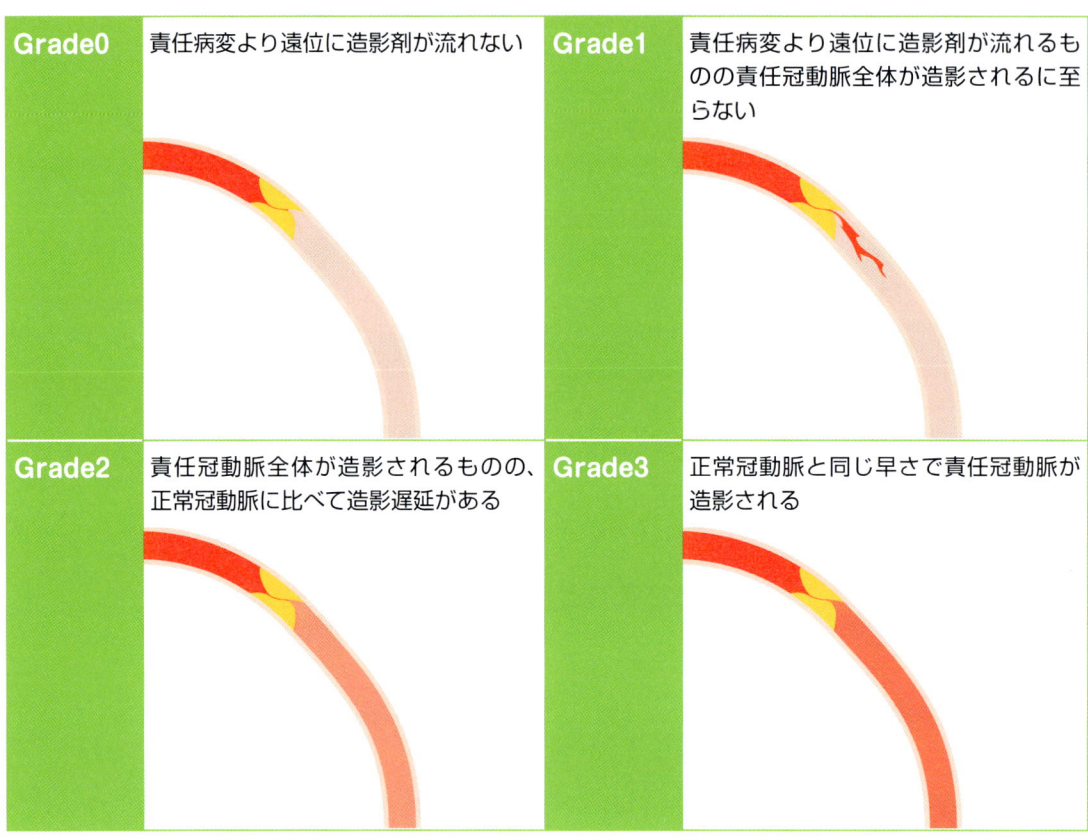

Grade0～2の場合、予後は不良とされる。
*TIMI：thrombolysis in myocardial infarction

Myocardial blush grade

再灌流療法を行っても末梢の心筋レベルでの血流が回復しないことがあるため、それを心筋染影で評価します。

Grade0	造影剤による心筋染影なし。もしくは心筋が濃染し長時間残存する場合。
Grade1	造影剤による心筋染影がわずかにみられる。
Grade2	造影剤による心筋染影が中等度にみられるが、非梗塞血管領域染影よりは薄い。
Grade3	造影剤による心筋染影が正常にみられ、非梗塞血管領域染影と同等である。

Part 1
心臓カテーテル検査

1. 心臓カテーテル検査の種類と進め方
2. 右心カテーテル検査
3. 左心カテーテル検査
4. 電気生理学的検査(EPS)

1 心臓カテーテル検査の種類と進め方

心臓カテーテル検査には、①右心カテーテル検査、②左心カテーテル検査、③電気生理学的検査がありますが、いずれの検査も下記のような流れで進行します。

心臓カテーテル検査の主な流れ

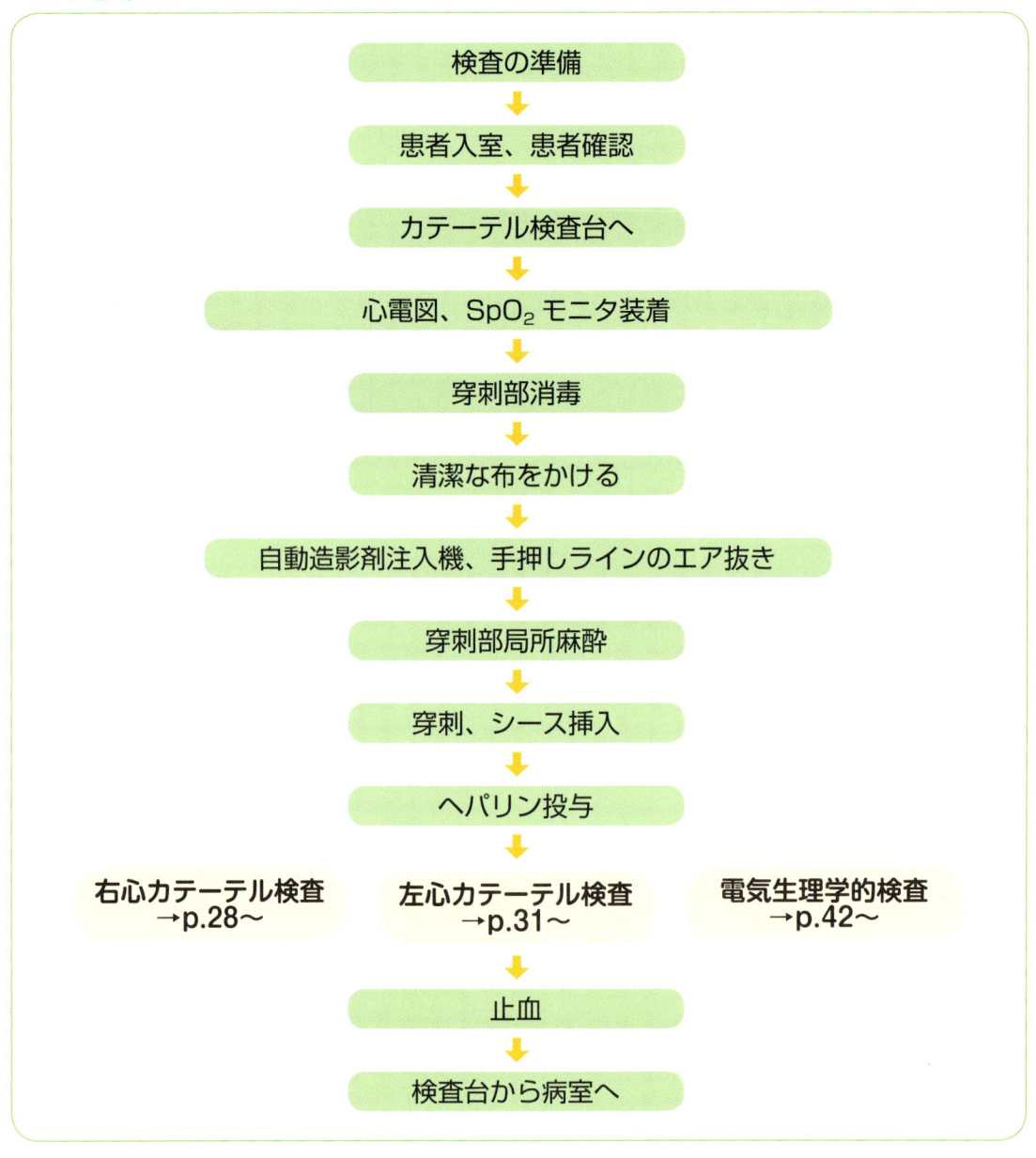

検査の準備
↓
患者入室、患者確認
↓
カテーテル検査台へ
↓
心電図、SpO_2 モニタ装着
↓
穿刺部消毒
↓
清潔な布をかける
↓
自動造影剤注入機、手押しラインのエア抜き
↓
穿刺部局所麻酔
↓
穿刺、シース挿入
↓
ヘパリン投与
↓

| 右心カテーテル検査 →p.28〜 | 左心カテーテル検査 →p.31〜 | 電気生理学的検査 →p.42〜 |

↓
止血
↓
検査台から病室へ

検査で使用する主な物品

各検査（治療）に共通して必要な基本セット

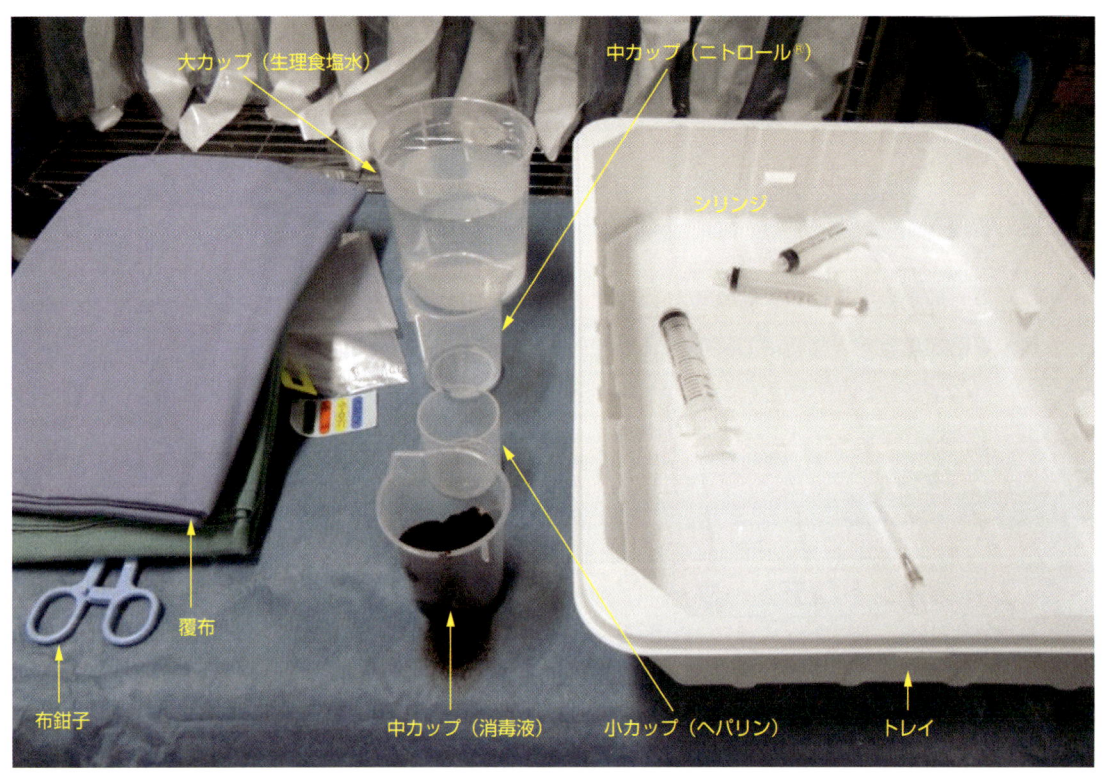

（画像内ラベル：大カップ（生理食塩水）、中カップ（ニトロール®）、シリンジ、布鉗子、覆布、中カップ（消毒液）、小カップ（ヘパリン）、トレイ）

- カテーテルセット（トレイ、カップ大1・中2・小1、布鉗子、綿球3個入り）、シリンジ3本（10mL×2本、20mL×1本）、覆布、圧ラインを用意する。
- トレイとカップ大には生理食塩水、中カップにはニトロール®（血管拡張薬）と消毒薬、小カップにはヘパリン（抗凝固薬）を入れておく。

＋

各検査（治療）用のカテーテル、ガイドワイヤーなど

1 検査

心臓カテーテル検査の種類と進め方

Part 1 心臓カテーテル検査

2 右心カテーテル検査

静脈系にカテーテルを挿入して行う検査です。
内頸静脈や鎖骨下静脈、大腿静脈などの末梢静脈からスワン・ガンツ（Swan-Ganz）カテーテルを挿入し、圧力（右心内圧）を測定します。

検査の目的

- 心腔・中心静脈の内圧測定、各部位での採血と酸素飽和度の測定、心拍出量の測定を行い、心不全徴候・短絡疾患などの診断や心機能評価を行います。

右心カテーテル検査（スワン・ガンツカテーテル検査）の実際

1 シースイントロデューサー（シース）を経皮穿刺法（パンクチャー法）にて挿入後、スワン・ガンツカテーテルを挿入する

右心カテーテルの主な挿入部位

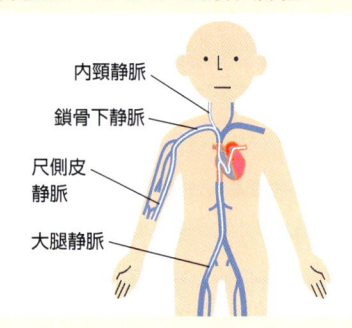

（内頸静脈、鎖骨下静脈、尺側皮静脈、大腿静脈）

- 一般的に右心カテーテルの穿刺では、内頸静脈、大腿静脈が使われることが多いです。
- 右心カテーテル法では、スワン・ガンツカテーテルに代表されるサーモダイリューションカテーテルがよく使われます（→p.155）。カテーテルの先端についているバルーンを膨らませることにより、血流に乗せて上（下）大静脈（S [I] VC）、右房（RA）、右室（RV）、肺動脈（PA）まで容易に進めることができます。

2 スワン・ガンツカテーテルを肺動脈まで進めたのち、心臓内のそれぞれの部位にて圧力測定を行う

- 圧力測定の際には、呼吸の管理が重要です。呼吸による胸腔内圧の変化で、カテーテルの先端が動くため、測定値が安定しにくくなります。
- 軽く息を吐いた状態で記録すると、呼吸による影響が除かれた波形を記録することができます。

3 肺動脈にてバルーンを拡張し、肺動脈楔入圧（PCWP*）測定を行う

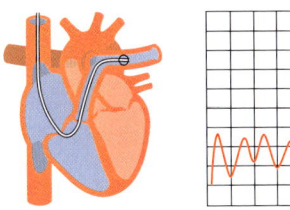

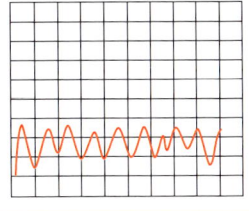

・PCWP≒平均左[心]房圧≒左心室拡張末期圧の関係が成り立つため、PCWPを測定することは非常に重要となります（→p.23）。

* PCWP：pulmonary capillary wedge pressure

4 バルーンを収縮させ、肺動脈圧（PAP*）測定を行う

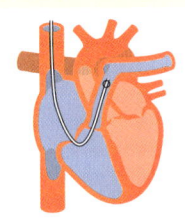

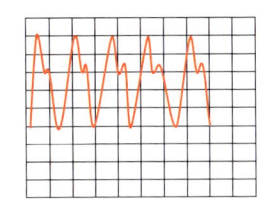

* PAP：pulmonary arterial pressure

5 カテーテルの先端が肺動脈にある状態で、熱希釈法による心拍出量（CO*）測定を行う

心拍出量測定（熱希釈法）

- スワン・ガンツカテーテルの先端を肺動脈に留置し、0℃の冷水をカテーテル注入部より急速注入することにより、カテーテル先端部のサーミスタで温度降下を感知し、ポリグラフに入力され心拍出量が演算されます。
- 正確さを期すために数回測定し測定結果のバラつきのないことを確認します。ただし、心房細動（AF）の患者では測定結果にバラつきが多くなりやすいので注意が必要です。
- COとともに計測される心係数（cardiac index：CI）は相対的な心拍出量であり、心機能の重要な指標の1つです（→p.23）。

* CO（cardiac output）

6 順次カテーテルを引き抜きながら、右室圧（RVP*1）、右房圧（RAP*2）を測定する

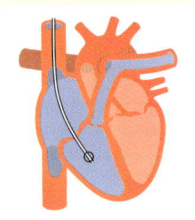

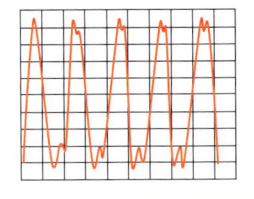

*1 RVP：right ventricular pressure

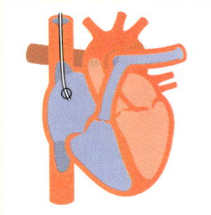

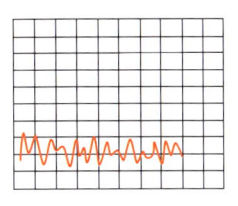

*2 RAP：right arterial pressure

Part 1 心臓カテーテル検査

▶各部位におけるデータ評価

部位	正常値	異常圧	考えられる疾患
右房圧 (RAP)	0〜8mmHg 平均圧＜5mmHg	右房平均圧上昇	三尖弁狭窄症、三尖弁閉鎖不全症など
右室圧 (RVP)	収縮期圧：17〜35mmHg 拡張期圧：1〜7mmHg	右室収縮期圧上昇	肺高血圧症、肺動脈弁狭窄症など
		右室拡張期圧上昇	右心不全、収縮性心膜炎など
肺動脈圧 (PAP)	収縮期圧：17〜35mmHg 拡張期圧：4〜13mmHg	肺動脈平均圧上昇	肺高血圧症など
肺動脈楔入圧 (PCWP)	5〜13mmHg 平均圧＜15mmHg	肺動脈楔入圧上昇	僧帽弁狭窄症、僧帽弁閉鎖不全など

その他の右心系のカテーテル検査

［右室造影］［肺動脈造影］

- 肺塞栓症、先天性心疾患では、右室造影や肺動脈造影が行われることもあります。

［心筋生検］

- 心臓の筋肉を少量採取し、顕微鏡で組織診断を行います。心筋炎、心アミロイドーシス、心サルコイドーシスなどの診断が可能です。

［サンプリング］

- カテーテルによる心内各部での採血により、肺体血流比を評価します。先天性心疾患（主に心房中隔欠損［ASD］、心室中隔欠損［VSD］）の診断および手術適応の決定に重要な検査です。

▶心筋生検

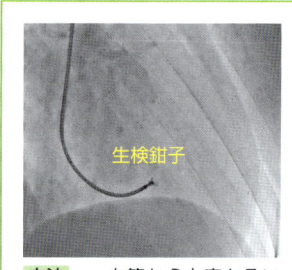

生検鉗子

方法	血管から右室あるいは左室へ、心筋生検用鉗子を用いて心臓の組織を採取する。
合併症	心タンポナーデに注意する。
看護	ホルマリンの容器を準備する。

▶サンプリングの部位

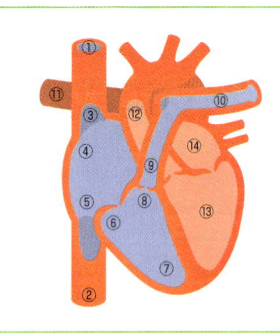

方法　ヘパリンでぬらしたシリンジで採取する。

①上大静脈
②下大静脈
③右房（高位）
④右房（中位）
⑤右房（低位）
⑥右室流入路
⑦右室心尖部
⑧右室流出路
⑨肺動脈主幹
⑩左肺動脈
⑪右肺動脈
⑫大動脈
⑬左室
⑭左房

3 左心カテーテル検査

動脈系にカテーテルを挿入して行う検査です。
橈骨動脈や上腕動脈、大腿動脈などからカテーテルを挿入し、冠動脈に病変がないかを調べます。

検査の目的

- 診断カテーテル検査は、虚血性心疾患の診断や、カテーテル治療後の再狭窄などの有無を調べるために行われます。そのため、病変の状態を調べるための冠動脈造影は、いかにその病変を分離、抽出するかが重要です。

左心カテーテル検査（冠動脈造影［CAG］検査）の実際

1 穿刺部の消毒を行い、シースを挿入する

左心カテーテルの主な挿入部位

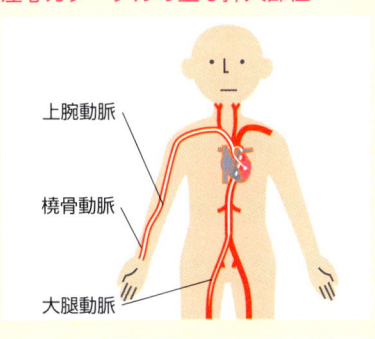

・一般的に左心カテーテルでは、上腕動脈、橈骨動脈、大腿動脈のいずれかにカテーテルを挿入します。

2 ヘパリンを注入する

・ヘパリンの注入量は、当院では心臓カテーテル検査で2000単位、治療は男性6000単位、女性5000単位、AMI（急性心筋梗塞）では男女ともに10000単位を注入します。
・通常は、PCI時に未分画ヘパリンを70〜100単位/kgをボーラス投与します。目標ACT（活性化凝固時間）は250〜350秒に調整します。

Part 1 心臓カテーテル検査

3 左冠動脈（LCA）を5〜6方向撮影する

- ジャドキンスカテーテルを使用している場合は、左冠動脈用（JL）のカテーテルを使用します。
- 左冠動脈（LCA）は左冠動脈主幹部（LMT）から左前下行枝（LAD）、左回旋枝（LCX）に枝分かれします。この2本の血管は走行が異なるため（前下行枝は心臓の前壁側、回旋枝は後側壁側を走行）、血管病変の有無を調べるために5〜6方向から撮影を行います。

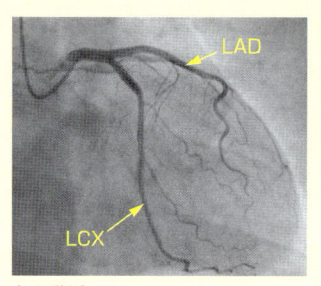

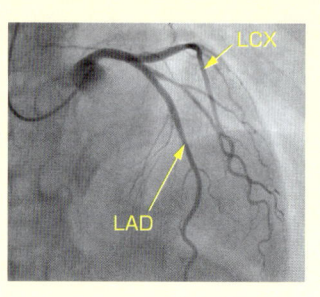

左冠動脈

4 右冠動脈（RCA）を3方向撮影する

- ジャドキンスカテーテルを使用している場合は、右冠動脈用（JR）のカテーテルを使用します。
- 右冠動脈は心臓の下壁側を走行します。血管病変の有無を調べるために、3方向から撮影を行います。

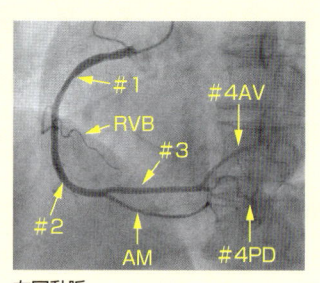

右冠動脈

Check! 造影剤の注入条件

当院では、以下の条件で造影剤の注入を行っています。冠動脈の流速が速い患者は造影速度を上げるような工夫をしています。

【冠動脈造影】
　左冠動脈：3mL/秒、全量6mL
　右冠動脈：2.5mL/秒、全量5mL

【左室造影】
　マルチパーパスカテーテル：5mL/秒、全量30mL
　ピッグテールカテーテル：10mL/秒、全量35mL

【PCI】
　左右冠動脈：3.5mL/秒、全量6.5mL

造影剤自動注入装置

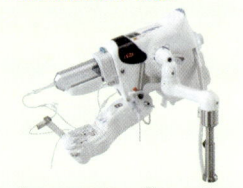

ゾーンマスター®Zモデル
（写真提供：シーマン株式会社）

▶左冠動脈（LCA）造影の撮影方向

❶正面

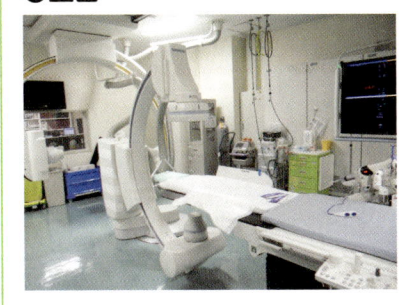

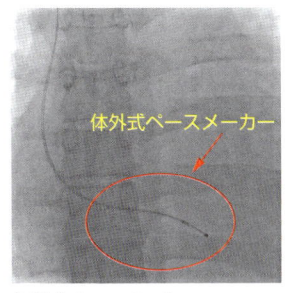

体外式ペースメーカー

- 穿刺部からカテーテルを心臓まで進める際、角度0°でパーニング（寝台移動）する。
- 左冠動脈にカテーテルを挿入する際や体外式ペースメーカー、スワン・ガンツカテーテルを挿入する際にもこの角度0°を用いる。

❷RAO30° Caudal30°
回旋枝（LCX ＃11〜＃15）を中心に観察

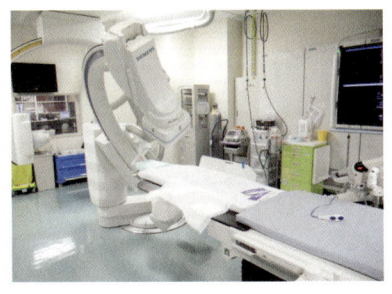

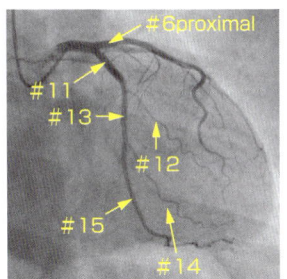

- 左前下行枝の起始部（＃6proximal）の狭窄の評価も観察可能。
- 経皮的冠動脈形成術（PCI）の治療時においてワイヤーを回旋枝、左前下行枝へ進める際にも選択できる。
- Hi-Lateの観察も可能。

❸Straight Caudal30°
回旋枝、特に＃11、＃12、＃13の観察が良好

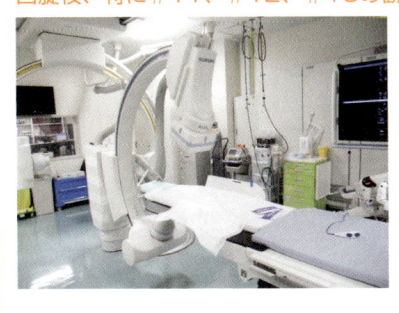

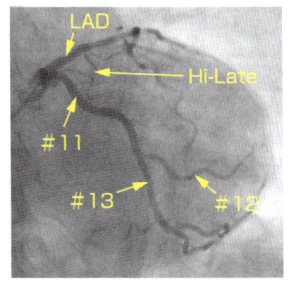

- RAO30° Caudal30°と同様に、PCIの治療時においてワイヤーを回旋枝、左前下行枝へ進める際にも選択できる。
- Hi-Lateの観察も可能。

❹Straight Cranial45°
前下行枝（#6〜#10）の観察が特に良好

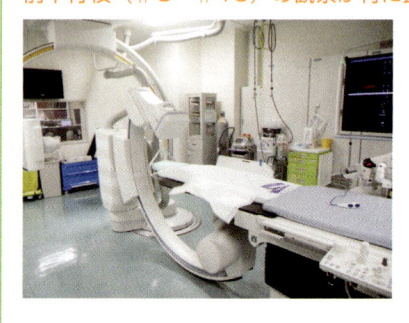

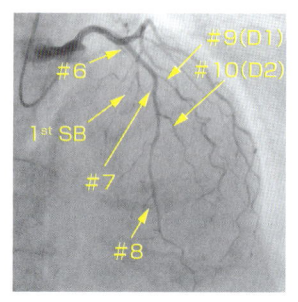

- この角度はCranial側への管球の振り角が浅いと前下行枝と回旋枝の重なり部分が多くなり、前下行枝近位部の分離が悪くなる。
- 回旋枝の重なりを少なくするには、その振り角を大きくする必要があるが、実際振り角を大きくしすぎると、管球と患者の接触の恐れがあるので注意が必要となる。
- 回旋枝の栄養領域が通常より広い場合（RCA small）、回旋枝末梢（#14、#15）の観察が良好。

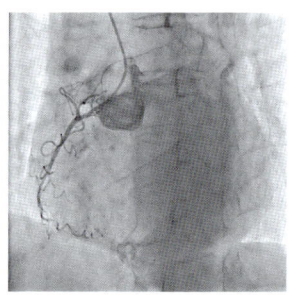

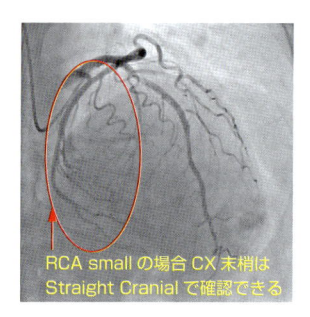

RCA small

❺LAO45° Cranial30°
前下行枝本幹と対角枝（#9）の分離が良好

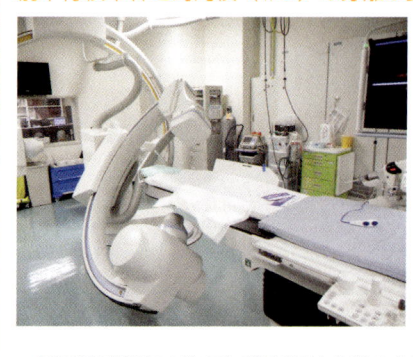

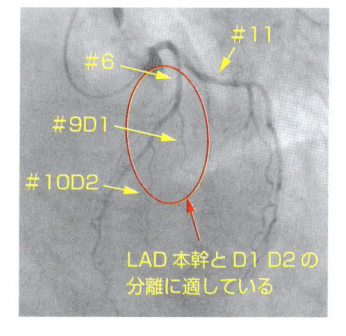

- PCI治療時において、前下行枝本幹と対角枝（#9）のワイヤーのリクロスなどにも用いることができる。
- 前下行枝、回旋枝の末梢も観察可能。
- 前下行枝本幹と対角枝（#9）の分離をより広くするにはLAO側への振り角を大きくすると、より分離が広くなる。しかし術者の足元から出てくるアンギオ装置にも注意が必要。
- LAO側への振り角を大きくすると、Cranialへの振り角が浅くなり、結果アンギオ像が短縮するので注意する。

❻RAO20° Cranial40°
側副血行路の観察

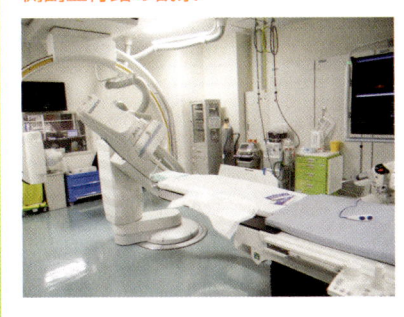

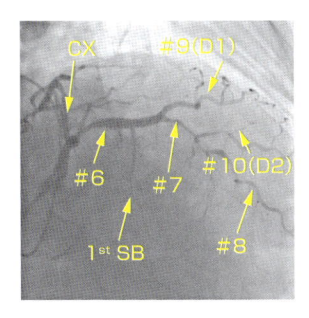

- 前下行枝近位部と回旋枝の重なりを少なくするのに、用いられる。
- RCAが慢性完全閉塞（CTO）の場合などに走る、側副血行路の観察に適している。

❼LAO40° Caudal40°
左冠動脈主幹部（LMT）と前下行枝起始部（＃6jp）、回旋枝起始部（＃11jp）の分離が良好

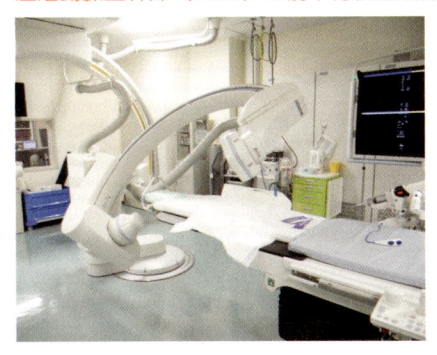

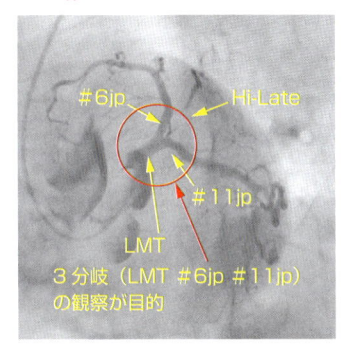

- この角度はアンギオ像がクモの脚のように見えることから、スパイダービューと言われている。
- 心臓の形には個人差がある。同じ角度で装置を振っても、3つの枝（LMT、＃6jp、＃11jp）をしっかり分離するには、個々の心臓の形により違いが生じる。特に"心臓が立っている"といわれる人の分離は難しい。その際はLAO方向に深く管球を振るとよい。場合によっては、LAO90°以上深く振るときもある。
- 治療時（PCI）においてワイヤーを回旋枝、左前下行枝へ進める際にも選択できる。
- Hi-Lateの観察も可能。

▶右冠動脈（RCA）造影の撮影方向

❶LAO50°
RCA全体が観察可能

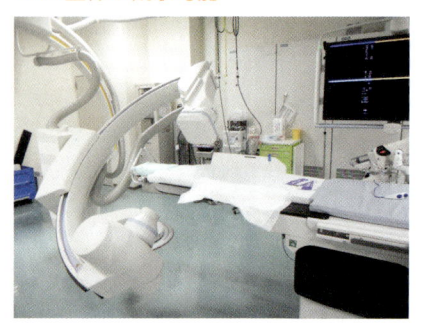

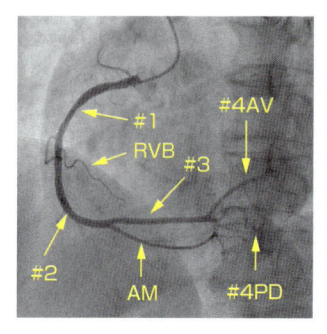

・右冠動脈へカテーテルを選択する際に使われる角度であり、治療時（PCI）にもよく使われ右冠動脈造影の基本となる。

❷Straight Cranial30°
#3〜#4AV、4PDの観察が良好

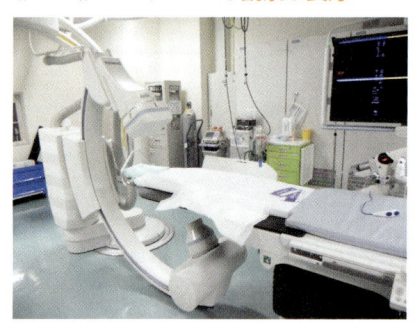

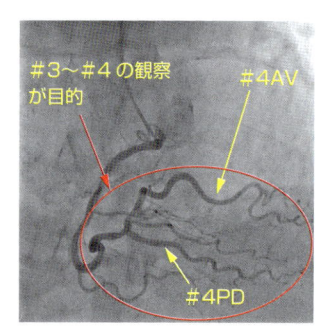

・右冠動脈末梢の分離に適していて、ワイヤーを#4AV、#4PDに進める際に用いられる。しかし#1、#2は短縮画像になるため、#1、#2の分離にはあまり適していない。

❸RAO30°
#1、#2の分離が良好

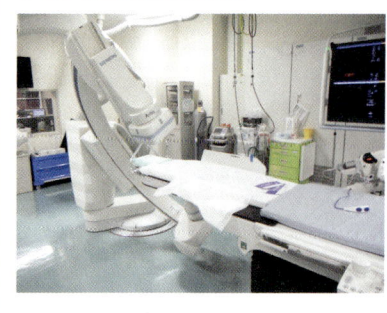

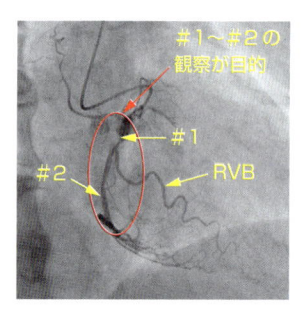

・#3、#4AV、#4PDは重なり合ってしまうので、それらの観察には適していない。

❹LAO40° Caudal20°
右冠動脈入口部や＃1proximalの観察が良好

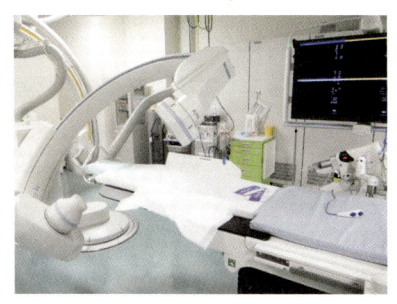

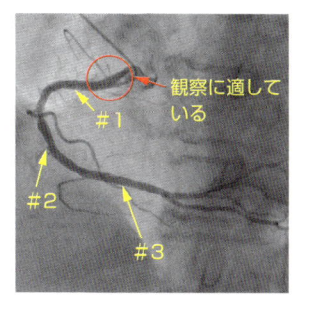

・この角度は近位部の側枝の分離がよく、近位部に病変がある場合の治療（PCI）に使用されることが多い。

❺Cranial30° LAO30°
特に＃4AV、＃4PDの分離が明瞭

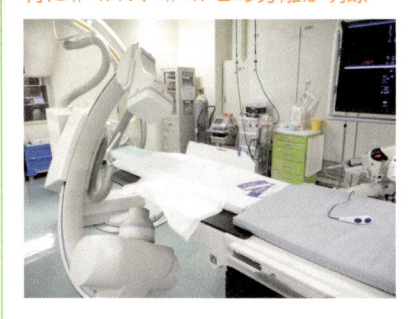

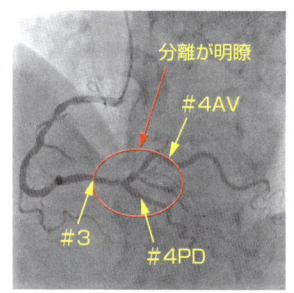

・Straight Cranial30°で右冠動脈末梢の分離が困難な場合に用いられる。

冠動脈造影（CAG）に関連する検査
［冠動脈バイパスグラフト（CABG）造影］

- 冠動脈疾患（狭窄あるいは閉塞）を伴い、自己の冠動脈だけでは心臓への十分な血流が保持されない場合、冠動脈バイパスグラフト（coronary artery bypass graft：CABG）が施行されます。
- バイパスに使われる血管は大きく分けて、静脈グラフトと動脈グラフトの2種類があります。
- バイパス造影をカテーテル検査で行う場合、カテーテルの種類は特殊な形のもの（YUMIKOカテ、ALカテ、IMAカテなど、→p.155）を用います。バイパスが吻合されている場所により何を使用するかが異なります。

Part 1 心臓カテーテル検査

▶静脈グラフト

- 下肢の静脈である大伏在静脈を採取しこれをグラフト（SVG）として用いる。
- このグラフトは上行大動脈に吻合しており、目的の冠動脈へつながれている。
- 上行大動脈とグラフトの吻合部には手術の際にマーカーと呼ばれる印を付けていて、カテーテルによる造影検査の際、吻合部の位置を示す指標としている。
- マーカーの向きは管球の振り方で見え方が変わるので、カテーテルが挿入しやすいマーカーの向きを見せることが必要となる。
- 胸骨を止めているワイヤーがSVGの入口部に重ならないように注意することも必要である。

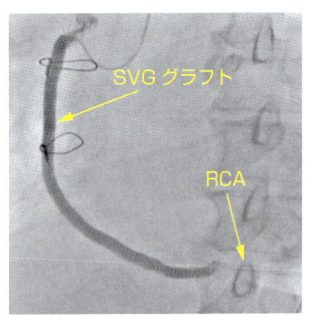

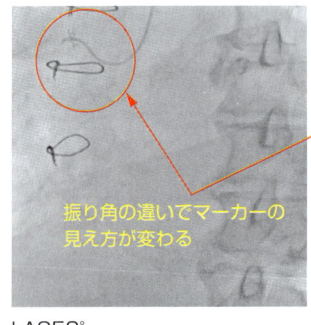

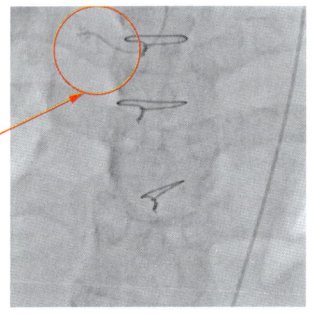

SVG-RCA　　　LAO50°　　　LAO40°

▶動脈グラフト

左内胸動脈（LITA）、右内胸動脈（RITA）

- 左右の内胸動脈（internal thoracic artery：ITA）を使い、左前下行枝や右冠動脈に吻合する。
- 他のSVGなどに比べ、吻合される冠動脈までの距離が長いため、パーニング（寝台移動）を行う際には振り角によるバイパスの走行の変化を頭に入れておき、パーニングをする必要がある。
- 右腕頭動脈、左鎖骨下動脈の吻合部の分離は、Cranial側に管球を振ることで明確になる。

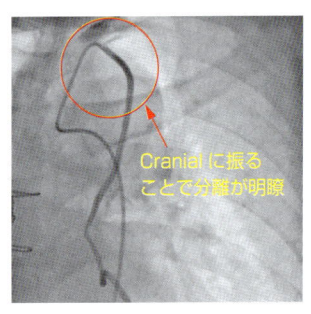

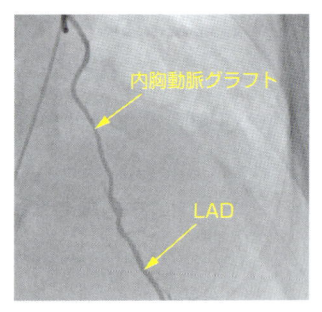

LITA-LAD　Cranial45°

胃大網動脈（GEA）

- 総肝動脈から枝分かれする胃大網動脈（gastroepiploic artery：GEA）を使い、これをバイパスとし、右冠動脈に吻合する。
- 総肝動脈はいくつもの枝を分岐するため、GEAから離れた場所で造影を行うと、造影剤が分枝に取られてしまい、明瞭な造影とならない。よって、総肝動脈のGEAまでカテーテルを挿入して造影するのが望ましい。

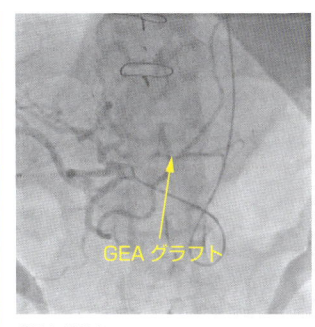

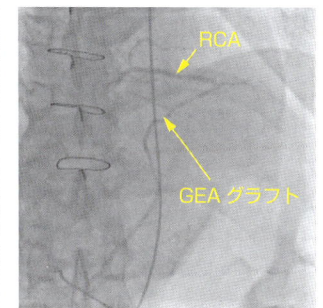

GEA-RCA

[エルゴノビン（ERG）負荷試験]

- エルゴメトリンマレイン酸塩という薬剤を使用して行われる負荷試験です。
- エルゴメトリンマレイン酸塩は冠攣縮を誘発する薬剤で、薬剤を冠注することで冠動脈に対しスパズム（攣縮）の有無を調べることができます。
- アセチルコリンを使う場合もあります。その場合は一時的ペーシングが必要となります。

▶ERG負荷試験の流れ

①左右冠動脈の造影を行い、冠動脈の疾患の有無を調べる。
②疾患がない場合、最初の左右冠動脈をコントロールとし、その静止画をリファレンスモニタに載せる。疾患のある場合には、この時点で負荷試験を中止する。
③左右どちらかの冠動脈にエルゴノビン（ERG）を0.2mL（0.04mg）冠注する。このとき、負荷は1分注入、2分観察する。

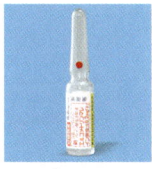

エルゴメトリンマレイン酸塩注 0.2mg「F」
（写真提供：富士製薬工業株式会社）

④負荷中、カテーテル室スタッフはアンギオ画像ばかりに気をとられるのではなく、心電図上のSTの下降または血圧の上昇などに注意をするとともに、患者自身からの胸痛の訴えがないかなどにも注意を配る必要がある。
⑤スパズムが起こった場合、ニトロール®を冠注してスパズムを解除する。

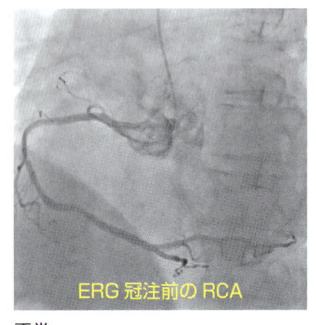

正常 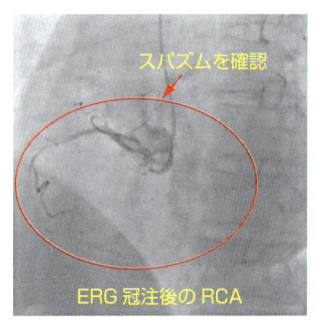　　　　　　　　スパズム

（ERG 冠注前の RCA）（ERG 冠注後の RCA　スパズムを確認）

⑥スパズムが起こらない場合、残りの冠動脈に対しても③と同様の検査を行い、スパズムの有無の確認が終了した時点でニトロール®を冠注する。
⑦負荷試験中、スパズムが解除されないと不整脈を引き起こすことがあるので、この検査中は除細動器も使用できるようにしておく。

その他の左心系のカテーテル検査

[左室造影（LVG）検査]

- 左心カテーテル検査は左右冠動脈造影検査までで終了する場合もありますが、必要に応じて左［心］室造影検査（LVG）を行います。
- 左室造影検査は壁運動評価や、心臓自体が血液を送り出すポンプとしてどれくらいの機能（心駆出率：EF）があるのか、また僧帽弁閉鎖不全（MR）などの弁疾患を調べることを目的としています。心室内血栓などを認めることもあります。
- 冠動脈造影検査でジャドキンスカテーテルを使用していた場合は、ピッグテールカテーテル（→p.155）への交換が必要です。

▶左室造影（LVG）の撮影方法

・アンギオ装置がシングルプレーン（1方向からの撮影）の場合は正面、側面の2回撮影し、バイプレーン（同時2方向からの撮影）の場合は正面・側面を同時に撮影する。

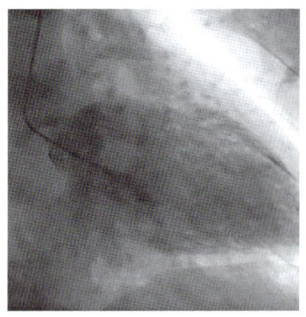

左室正面 RAO 30° 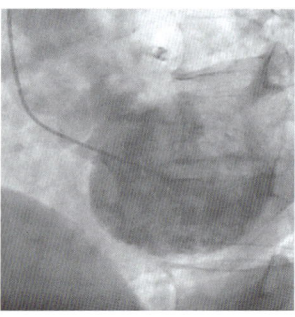　　　左室側面 LAO 50°

▶ **左室造影検査の注意点**

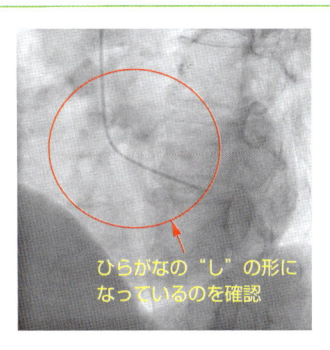

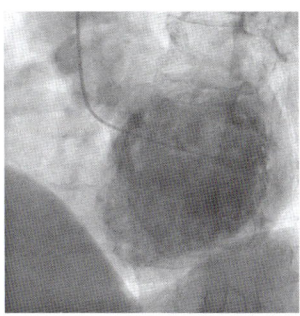

ひらがなの"し"の形になっているのを確認

左房への造影剤の逆流を確認

僧帽弁閉鎖不全（MR）のLVG

左房への造影剤の逆流なし

正常のLVG

① カテーテルの先端が左室後壁に向いていること（マルチパーパスカテーテルを使う場合は、LAO方向で見て、ひらがなの"し"の形になっていること）を確認する。
② 30～35mLの造影剤を使うので、造影剤による灼熱感が起こることを事前に患者に説明しておく。
③ 呼吸により左室が変動してしまうと正確な心駆出率（EF）が評価できなくなるため、この検査を行う際は患者に息止めをお願いする。
④ 僧帽弁閉鎖不全（MR）の評価を行う場合は、左室から左房への造影剤の逆流を観察することを目的とするため、アンギオ装置の有効視野を広げておく。
⑤ マルチパーパスカテーテルを用いて検査する場合は、造影の勢いでカテーテルが左室から大動脈へ押し出されることがある。その場合は瞬時に造影を中止する。大動脈内で造影を続けていると解離を引き起こす危険がある。

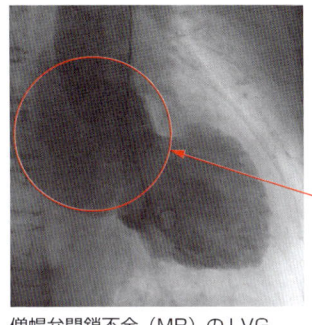

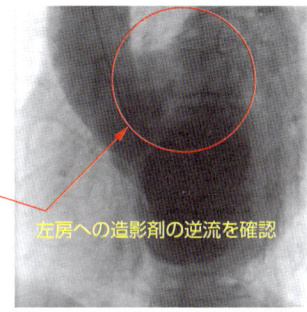

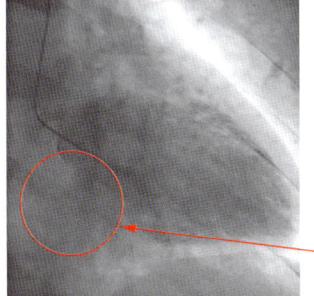

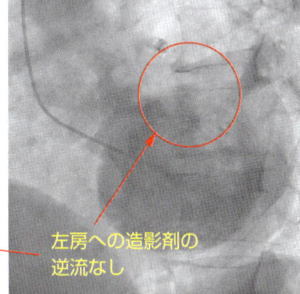

Part 1 心臓カテーテル検査

4 電気生理学的検査（EPS）

電気生理学的検査（electrophysiologic study：EPS）とは、電極カテーテルを心臓内に挿入し、刺激を与えて不整脈の原因を調べる検査です。
体表面心電図では異常が指摘できなかった症例でも、異常を発見し、診断・治療に結びつけることができます。

検査の目的

- 心臓は全身に血液を循環させるため、収縮と拡張を休まず繰り返しています。このように心臓が動くには電気的刺激が必要であり、安定的に電気刺激を生み出し、その刺激を心筋の隅々まで伝導させることができる回路のことを刺激伝導系（→p.7）といいます。
- 不整脈は刺激伝導系の異常または心筋の異常によって生じています。電気生理学的検査の目的は、刺激伝導系のどこに異常が存在しているかを調べることです。

▶電気生理学的検査の適応

	検査が必要となる主な不整脈	検査の目的
徐脈性不整脈	①洞不全症候群 ②房室ブロック（二枝・高度・二度・三度）	ペースメーカー植込み術の適応の判定
頻脈性不整脈	①（発作性）上室頻拍 ②（発作性）心室頻拍 ③心房粗動・細動 ④心室細動 ⑤QT延長症候群	植込み型除細動器（ICD）や高周波心筋焼灼術（カテーテルアブレーション）の適応の判定、抗不整脈薬の薬効評価

電気生理学的検査の実際

1 数本の電極カテーテルを大腿静脈や頸静脈から心臓内に挿入する。

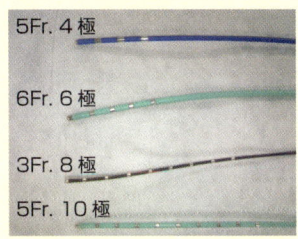

5Fr. 4極
6Fr. 6極
3Fr. 8極
5Fr. 10極

電極カテーテルは各社よりいろいろな電極数、シャフトの太さのものが発売されており、留置する場所により使い分ける。

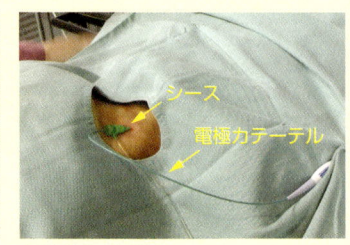

内頸静脈より挿入。

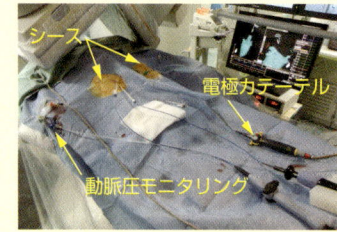

大腿静脈より挿入。

▶心内心電図、電極カテーテルの位置

検査前（洞調律時）の心内心電図

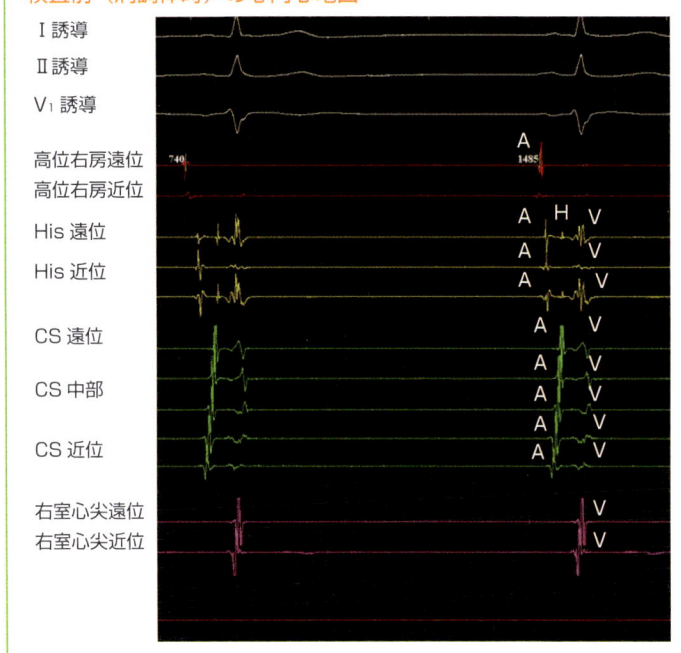

Ⅰ誘導
Ⅱ誘導
V₁誘導
高位右房遠位
高位右房近位
His 遠位
His 近位
CS 遠位
CS 中部
CS 近位
右室心尖遠位
右室心尖近位

心内心電図、電極カテーテルの位置

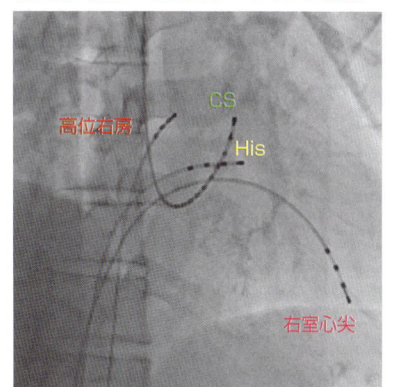

RAO 30°（右前斜位）

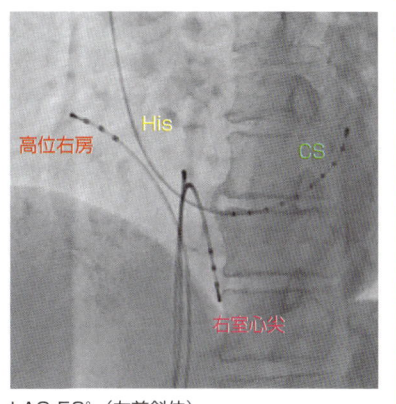

LAO 50°（左前斜位）

上段より体表面心電図3チャネル（Ⅰ、Ⅱ、V1）と心内心電図12チャネル（高位右房：2ch、His：3ch、CS：5ch、右室心尖：2ch）の記録。

＊A：心房電位　H：His束電位　V：心室電位　His：His束電位記録部位　CS：冠静脈洞

1 検査

電気生理学的検査（EPS）

Part 1 心臓カテーテル検査

2 頻回刺激法や期外刺激法を組み合わせて、不整脈を意図的につくり出す。

・不整脈誘発時には血行動態の把握のため、動脈圧のモニタリングを行います。
・不整脈やショックに対応すべく、除細動器や救急薬品の準備は必須です。

▶刺激法

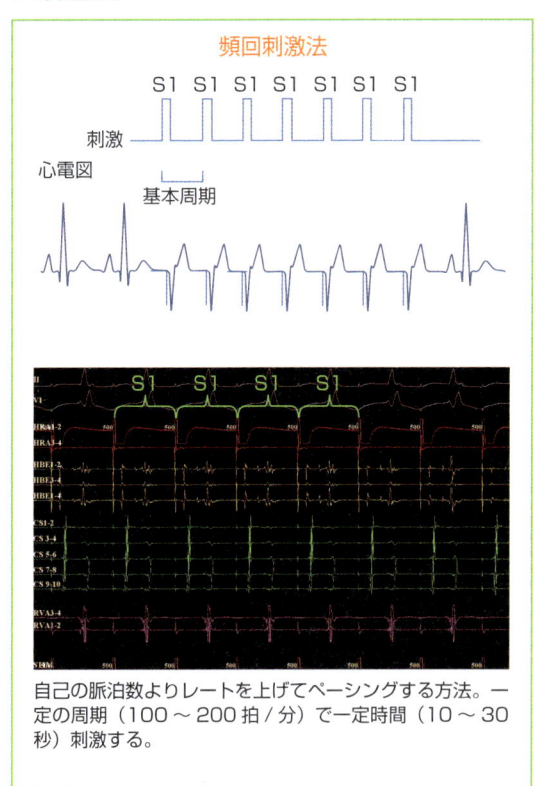

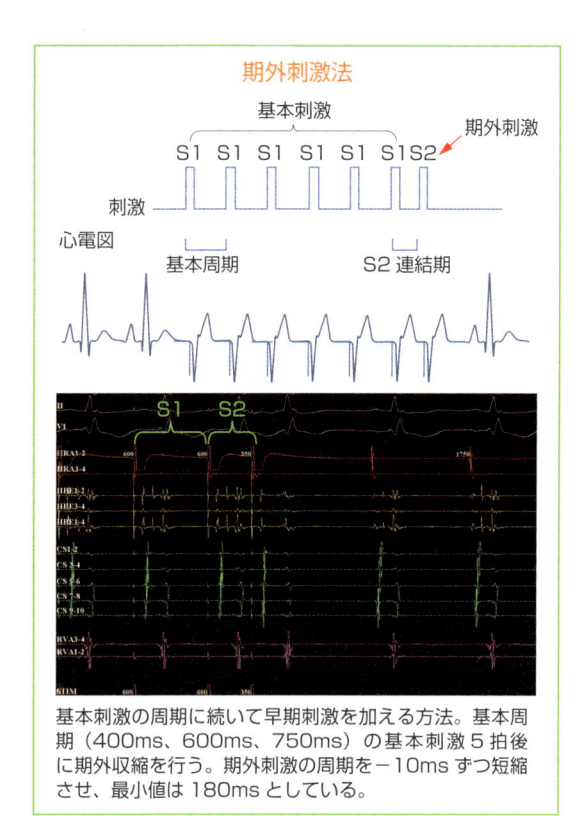

頻回刺激法

自己の脈泊数よりレートを上げてペーシングする方法。一定の周期（100〜200拍/分）で一定時間（10〜30秒）刺激する。

期外刺激法

基本刺激の周期に続いて早期刺激を加える方法。基本周期（400ms、600ms、750ms）の基本刺激5拍後に期外収縮を行う。期外刺激の周期を－10msずつ短縮させ、最小値は180msとしている。

▶心室頻拍誘発プロトコール（湘南鎌倉総合病院の場合）

A　高位右房刺激
①頻回刺激 ②単発期外刺激（基本刺激周期600ms）
B　右室心尖部刺激
①単発期外刺激（基本刺激周期600ms＆400ms） ②2発期外刺激（基本刺激周期400ms） ③頻回刺激（200〜260ppm） ④3発期外刺激（基本刺激周期400ms）
C　右室流出路刺激
上記B①〜④の繰り返し

A：高位右房の頻回刺激にて洞結節機能を評価し、単発期外刺激にて房室伝導障害の有無を確認する。
B：右室心尖部刺激の単発刺激により基本周期長の有効不応期（ERP）を決定した後、2発期外刺激、頻回刺激、3発期外刺激の順にプロトコールを進める。
C：右室心尖部刺激で心室頻拍が誘発されない場合は、右室流出路で同様な刺激を加える。

Part 2
心臓カテーテル治療

1. 心臓カテーテル治療の目的と方法
2. 経皮的冠動脈形成術（PCI）

　プラスα 冠動脈以外の血管形成術 経皮的血管形成術（PTA）

　覚えておきたい PCI関連のキーワード

3. カテーテルアブレーション
4. ペースメーカー植込み術
5. 植込み型除細動器（ICD）植込み術／
　　心臓再同期療法（CRT）

　プラスα 知っておきたい最新の治療技術

1 心臓カテーテル治療の目的と方法

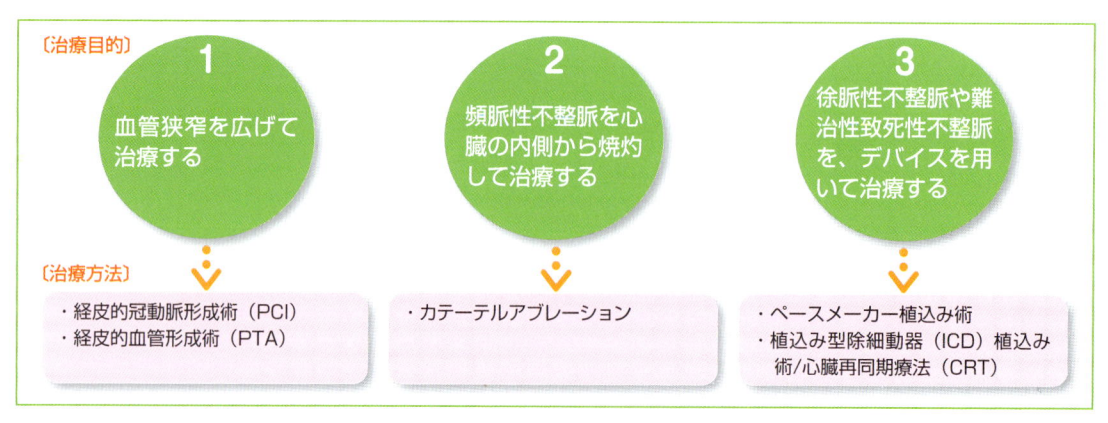

> 心臓カテーテル治療とは、X線透視下にカテーテルを用いて行う心臓治療の総称です。全身麻酔のもとで行う外科的手術と比べて患者への侵襲が少なく、早期退院できるメリットがあります。この数十年の医療の進歩によって、多くの疾患が血管からのカテーテルアプローチによって治療できるようになりました。

心臓カテーテル治療の種類

- カテーテルを用いた治療をIVR（interventional radiology）といい、一般にインターベンションとも呼ばれています。
- 心臓カテーテル室で行われるIVRには、経皮的冠［状］動脈形成術（percutaneous coronary intervention：PCI）、カテーテルアブレーション、ペースメーカー植込み術、植込み型除細動器（implantable cardioverter defibrillator：ICD）植込み術、心臓再同期療法（cardiac resynchronization therapy：CRT）などがあります。治療の目的に応じて、治療方法を選択します。
- いずれも動脈（大腿動脈、上腕動脈、橈骨動脈など）もしくは静脈（大腿静脈、鎖骨下静脈、内頸静脈など）からカテーテルを挿入し、心臓まで進めて治療を行います。

治療時の注意点

- 心臓カテーテル治療は低侵襲ではありますが、必ずある一定の確率で重篤な合併症が発生します。
- それぞれの手技をよく理解したうえで十分な準備・体制を整え、起こりうる合併症を予測し、予防・早期発見・早期対応を心がけることが大切です。

▶心臓カテーテル治療の目的と方法

〔治療目的〕

1	2	3
血管狭窄を広げて治療する	頻脈性不整脈を心臓の内側から焼灼して治療する	徐脈性不整脈や難治性致死性不整脈を、デバイスを用いて治療する

〔治療方法〕

・経皮的冠動脈形成術（PCI） ・経皮的血管形成術（PTA）	・カテーテルアブレーション	・ペースメーカー植込み術 ・植込み型除細動器（ICD）植込み術／心臓再同期療法（CRT）

2 経皮的冠動脈形成術（PCI）

経皮的冠[状]動脈形成術（percutaneous coronary intervention：PCI）とは、狭心症や心筋梗塞などの虚血性心疾患に対して行われるカテーテル治療です。

治療の目的

- 動脈硬化などによって狭窄もしくは閉塞した心臓の冠動脈をバルーンやステントによって拡張し、血流の改善を図ります。

適応疾患

- 労作性狭心症、不安定狭心症、急性心筋梗塞など。

PCIの手順

1 アプローチ部位を決定する

- PCIは、大腿動脈・上腕動脈・橈骨動脈の経皮的穿刺により行われます。
- 近年は、止血が容易で合併症が少なく、患者の苦痛が少ない（臥床を強いられることがない）とされる橈骨動脈アプローチが主流となっています。
- 複雑な手技を要する場合は、大動脈アプローチにて太いシースイントロデューサー（以下、シース）およびカテーテルを用いることもあります。

▶心臓カテーテルのアプローチ部位

部位	特徴	アプローチの流れ
①上腕動脈（ブラキアル）アプローチ	主に心臓カテーテル検査で用いられる	肘動脈→上腕動脈→腋窩動脈→鎖骨下動脈→上行大動脈
②橈骨動脈（ラディアル）アプローチ	低侵襲	橈骨動脈→肘動脈→腋窩動脈→鎖骨下動脈→上行大動脈
③大腿動脈（フェモラル）アプローチ	安定したデバイス操作、大口径のガイディングカテーテル使用時	大腿動脈→外腸骨動脈→腹部大動脈→下行大動脈→上行大動脈

2 シースを挿入する

- アプローチ部位を消毒して清潔な布をかぶせた後、局所麻酔をしてからカテーテルの出し入れのためのシース（→p.152）を挿入します。

3 ガイディングカテーテルを挿入する

- ガイディングカテーテル（→p.154）にガイドワイヤー（→p.158）を通しておきます。
- シースから体内に挿入して、ガイドワイヤーを先行させながらガイディングカテーテルを心臓まで逆行性に進めていき、冠動脈の入口に先端を挿入します。

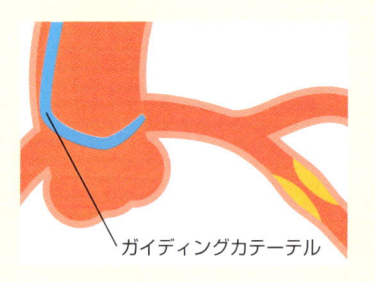

ガイディングカテーテル

4 病変部までPCI用ガイドワイヤーを通していく

- 広げたい病変部から血管末梢までPCI用ガイドワイヤーを通していきます。

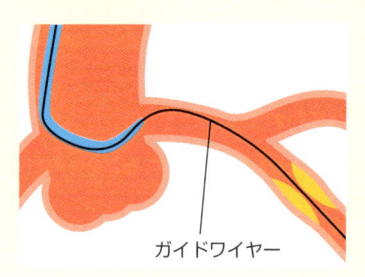

ガイドワイヤー

5 バルーンの拡張／冠動脈ステントの留置

- PCI用ガイドワイヤーをレートにして、バルーン（→p.162）やステント（→p.165）などのデバイスを病変部まで押し込みます。
- 位置を確認し、バルーンを加圧器（インデフレーター）で拡張します。
- 病変が石灰化で固い場合には、ロータブレーター（→p.58）と呼ばれるダイヤモンドチップのついたドリルで血管内を削ることもあります。

▶バルーン拡張

① バルーンカテーテルを挿入する。

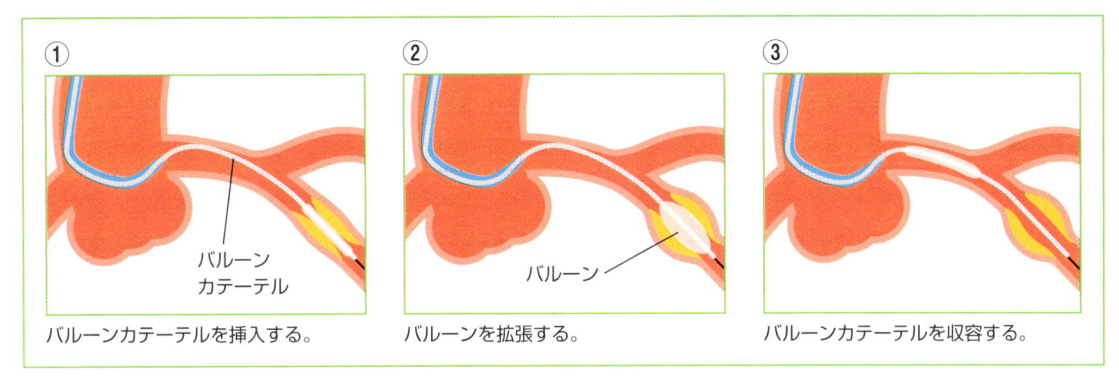

② バルーンを拡張する。

③ バルーンカテーテルを収容する。

▶ステント留置

① ステントを挿入する。

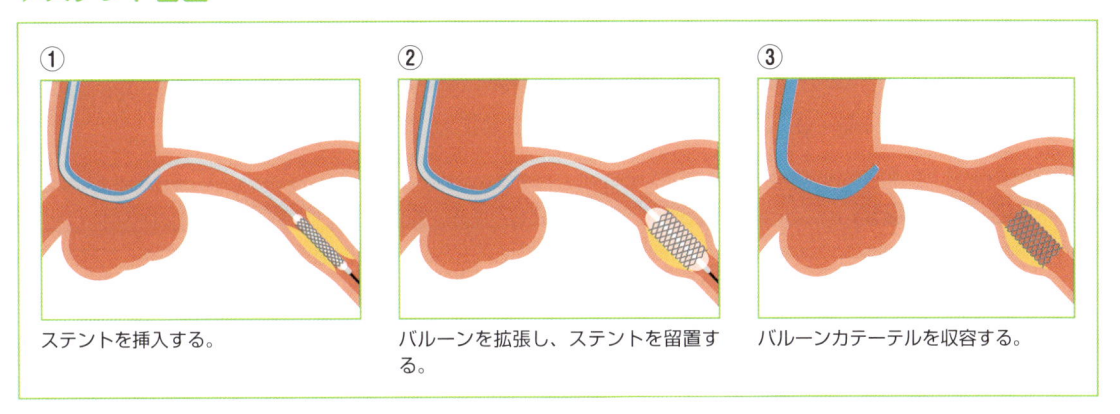

② バルーンを拡張し、ステントを留置する。

③ バルーンカテーテルを収容する。

▶PCIで使用する主なデバイス

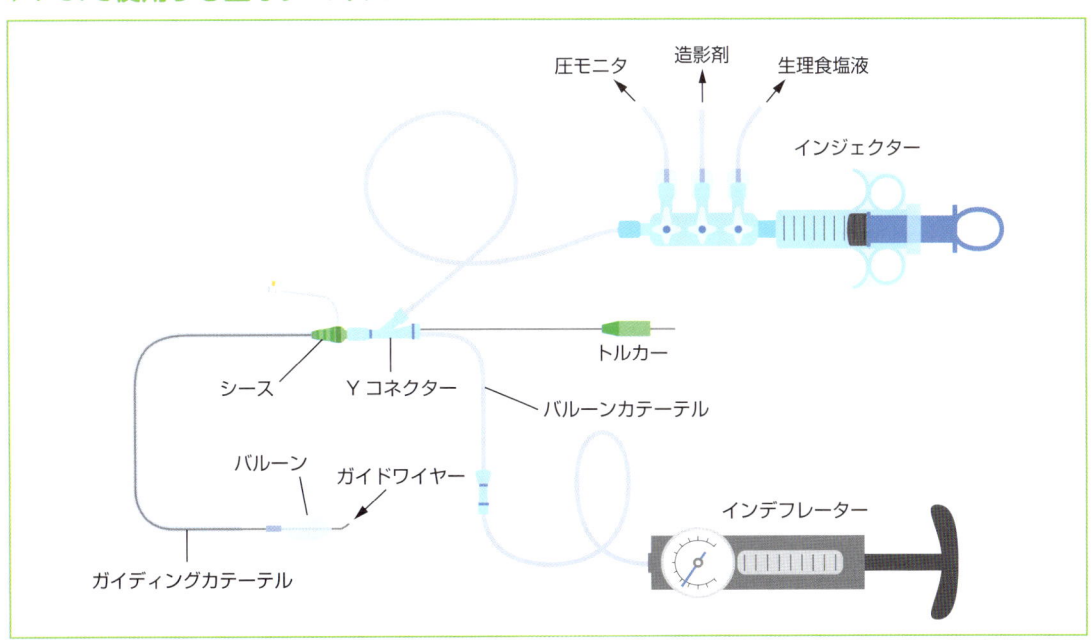

圧モニタ　造影剤　生理食塩液

インジェクター

シース　Yコネクター　トルカー

バルーンカテーテル

バルーン　ガイドワイヤー

ガイディングカテーテル

インデフレーター

経皮的冠動脈形成術（PCI）

6 アプローチ部位の止血を行う

・昔は用手圧迫が基本でしたが、近年は止血デバイス（→p.171）を用いることが多いです。止血時間の短縮や、医師の止血業務の負担軽減に役立ちますが、まれに止血が完全でないこともあるため、注意が必要です。

起こりうる合併症

- 治療開始時の局所麻酔によるキシロカインショックや穿刺の痛み刺激、過緊張による迷走神経反射（徐脈・血圧低下）
- 治療中の造影剤によるショック
- 治療中の不整脈出現（特に心室頻拍・心室細動）や血圧低下
- 治療中の心筋梗塞・冠動脈解離や冠動脈穿孔、冠動脈破裂などによる心タンポナーデ
- 術後の出血や皮下血腫の出現（特に肥満の患者や抗凝固療法中の患者）

▶PCIによる治療例

70歳代の女性

主訴 前胸部絞扼感

現病歴 症状出現から約1時間で来院

前胸部誘導にST上昇が生じており、梗塞の完成を示唆する異常Q波も伴っている

↓

前壁の心筋梗塞が疑われる

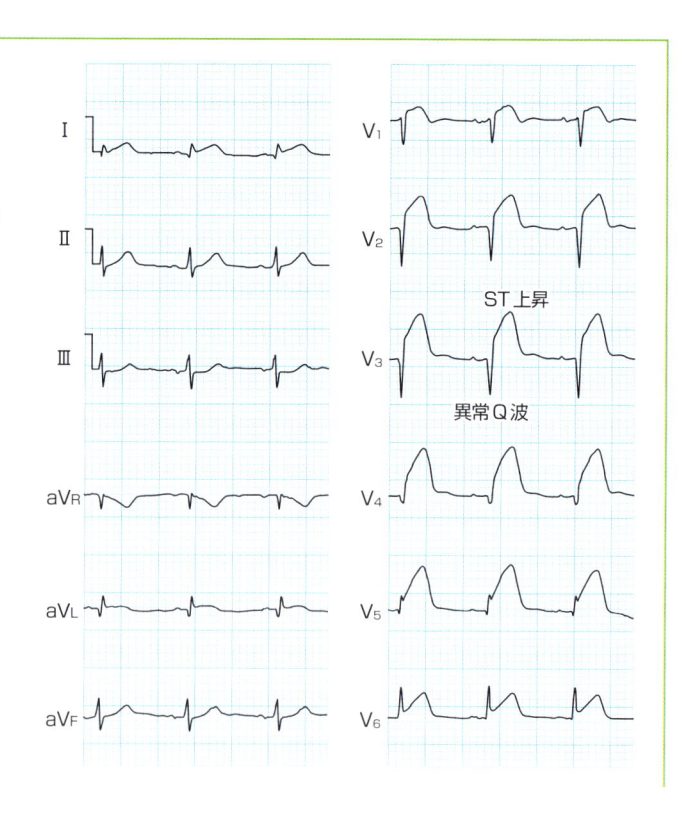

ST上昇

異常Q波

1．冠動脈造影

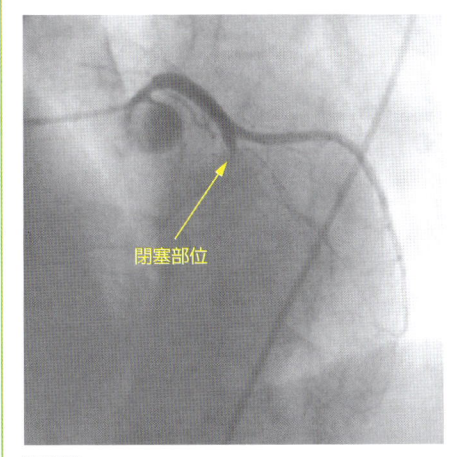

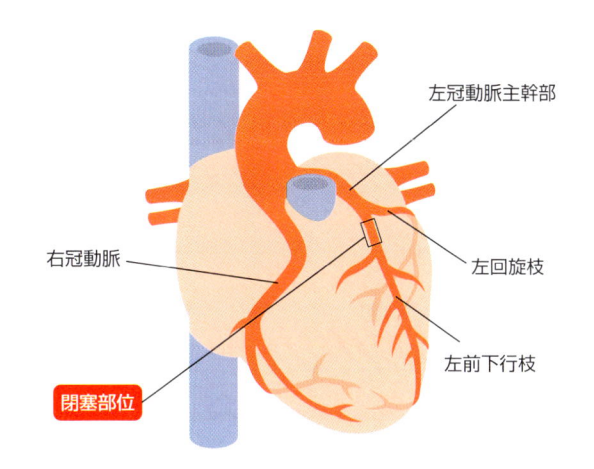

閉塞部位

治療前

左冠動脈主幹部
右冠動脈
左回旋枝
左前下行枝
閉塞部位

2．PCIの施行

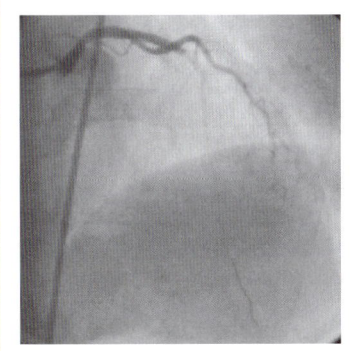

①ガイドワイヤーを通過させる。

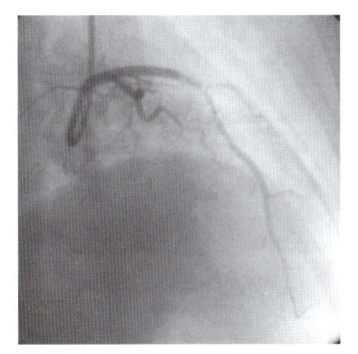

②血栓吸引を行い、末梢が造影されるようになった。

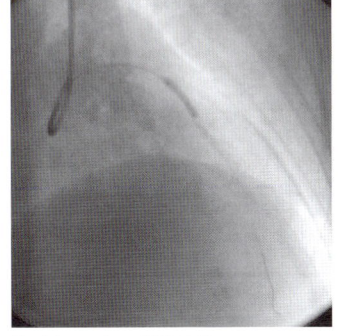

③バルーンにて拡張する。

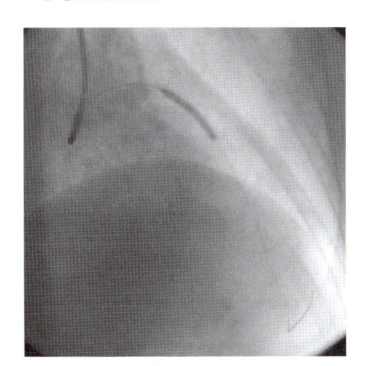

④ステントを留置する。

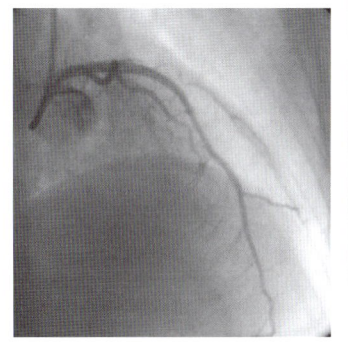

⑤治療後

Part 2 心臓カテーテル治療

> **プラスα** 冠動脈以外の血管形成術
> # 経皮的血管形成術（PTA）

- 経皮的血管形成術（percutaneous transluminal angioplasty：PTA）は、冠動脈以外の末梢動脈の狭窄病変ないし閉塞病変に対する血管形成術のことを指します。最近では、PTAのことをEVT（endovascular therapy：血管内治療）と呼ぶ場合が多いです。
- 疾患により推奨されるアプローチ部位や手技が異なります。

1. 鎖骨下動脈狭窄症

①病態
- 鎖骨下動脈は上肢への血流を送っている血管であるため、この血管が狭窄することによって、上肢の虚血症状が出ることがあります。
- 自覚症状の具体例としては、髪を洗うときや布団の上げ下げなどの家事をする際に片方の手が疲れやすい、などが挙げられます。
- 上肢の収縮期血圧に左右差が生じ、狭窄しているほうの上肢の血圧が低値となります。
- 上肢の虚血症状が出る症例では血管形成術の適応を考慮します。
- 病変部位は右鎖骨下動脈よりも左鎖骨下動脈のほうが圧倒的に多いです。

②治療の実際
- 左鎖骨下動脈狭窄症の場合、多くは左上腕動脈と大腿動脈からアプローチします。
- ガイドワイヤーで病変部位を通過して、病変部位にステントを留置します。その際に、末梢塞栓症を併発することがあります。
- 鎖骨下動脈からは椎骨動脈が分岐しており、脳梗塞の合併症がまれに起こることがあります。フィルターなどの遠位部の保護デバイスの使用や、シースから血栓を吸引することで合併症の予防に努めます。

▶鎖骨下動脈狭窄症の治療例

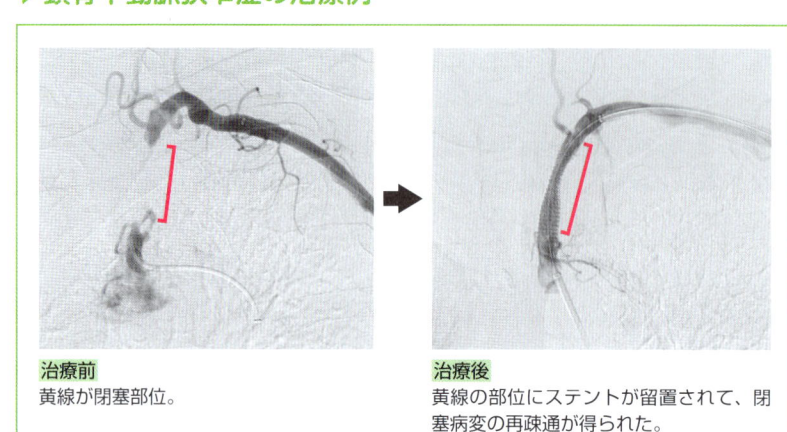

治療前
黄線が閉塞部位。

治療後
黄線の部位にステントが留置されて、閉塞病変の再疎通が得られた。

2. 頸動脈狭窄症
①病態
- 一般的には内頸動脈狭窄症のことを指します。
- 内頸動脈は頭蓋内へ血流を送っている動脈です。内頸動脈の狭窄には、一過性虚血発作などを認める症候性と、高度狭窄があるにもかかわらず症状が出現しない無症候性のものがあります。
- 症候性の場合には50％以上の狭窄が、無症候性の場合には80％以上の狭窄病変が血管形成術の対象となります。

②治療の実際
- 大腿動脈からアプローチすることが多いですが、最近では上腕動脈や橈骨動脈からアプローチする場合もあります。
- 最終的に病変部にステントを留置します。
- 合併症としては、末梢塞栓による脳梗塞があります。その予防には大きく分けて2つの方法があり、1つはフィルターを内頸動脈に留置し塞栓子をとらえるdistal protection法、もう1つは総頸動脈と外頸動脈をバルーンで閉塞して内頸動脈への順行性の血流を止めた状態でステント留置を施行するproximal protection法がありますが、どちらも万能ではありません。

▶頸動脈狭窄症の治療例

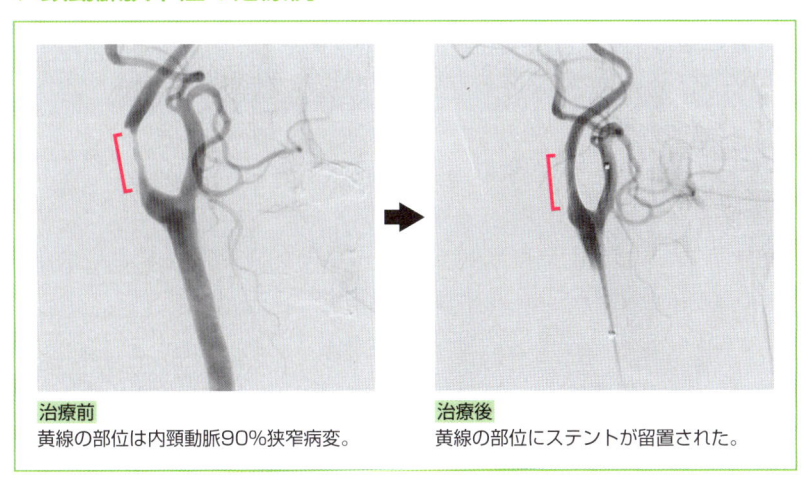

治療前
黄線の部位は内頸動脈90％狭窄病変。

治療後
黄線の部位にステントが留置された。

▶頸動脈狭窄症の合併症予防

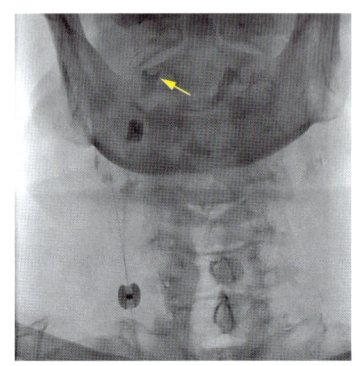

Distal protection法
フィルター（黄矢印）を内頸動脈で展開して、デブリスをとらえる。

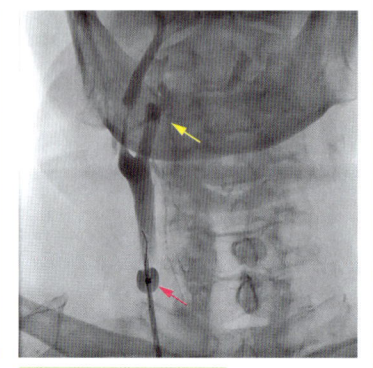

Proximal protection法
黄矢印は外頸動脈でのバルーン拡張。赤矢印は総頸動脈でのバルーン拡張。これらにより内頸動脈の順行性のflowが消失し、そのために造影剤の停滞がみられる。

3. 腎動脈狭窄症

①病態

- 腎動脈狭窄症は基本的には症状が出ませんが、腎血管性高血圧や腎機能障害が出現することがあります。
- 降圧薬を多剤内服しても血圧が下がらない症例や、原因のはっきりしない腎機能障害例では本疾患を疑います。

②治療の実際

- 最近では左上腕動脈や左橈骨動脈からアプローチすることが多いです。
- 基本はステントを留置します。
- 塞栓症予防にフィルターやバルーンで遠位部を一時的に閉塞する場合があります。

▶腎動脈狭窄症の治療例

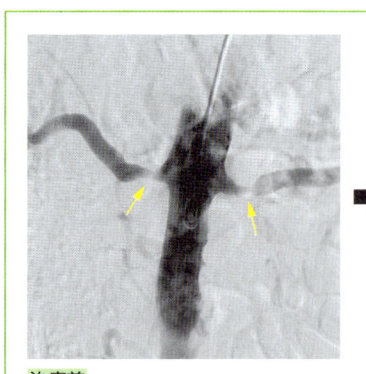

治療前
黄矢印は両側腎動脈狭窄部位を示す。

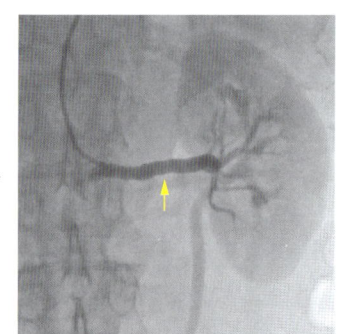

治療後
左腎動脈へステント留置後（黄矢印）。

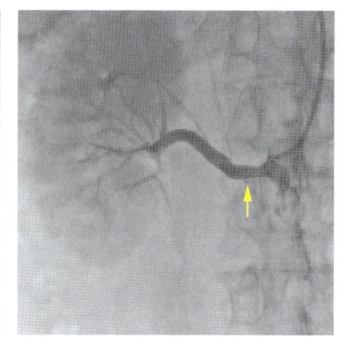

治療後
右腎動脈へステント留置後（黄矢印）。

4. 下肢閉塞性動脈硬化症

①病態
- 下肢動脈の閉塞ないしは狭窄によって、下肢の虚血症状を認めます。
- 症状を自覚しない症例もありますが、歩いたときにふくらはぎが痛み、休むとまた歩けるようになる（間欠性跛行）のが典型的な症状です。さらに重症になると、安静時にも足先が痛む症状や、足先の壊疽、潰瘍形成などをきたす場合があります。
- 下肢動脈の病変がこれらの下肢の虚血症状の原因となっている場合には、血管形成術の適応を考慮します。

②治療の実際
- 下肢の場合、アプローチ部位はさまざまです。治療する病変部位に応じてアプローチ部位を選択します。最も多く用いられる部位は大腿動脈ですが、ときには膝窩動脈や足背動脈や後脛骨動脈からのアプローチが必要な症例もあります。
- 下肢動脈の閉塞は冠動脈に比べて閉塞長が長い場合が多く、両方向性アプローチの必要を余儀なくされることがあります。
- 基本はステントを病変部位に留置しますが、病変部位によってはステント留置に適さないため、バルーン拡張のみで終了する場合もあります。

▶**下肢閉塞性動脈硬化症の治療例**

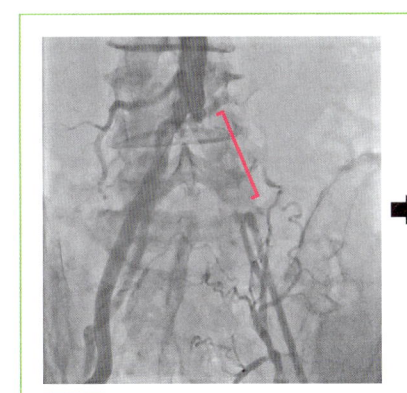

治療前
黄線が左総腸骨動脈の閉塞部位を示す。

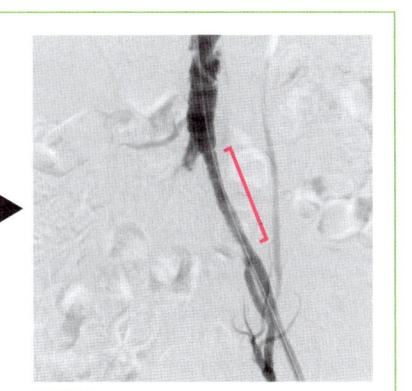

治療後
黄線の部位にステントが留置され、閉塞部位の再疎通が得られた。

覚えておきたい PCI関連のキーワード

評価　血管内イメージング

　近年、経皮的冠動脈形成術（PCI）を行う際に、血管壁の性状や病変長などを把握する血管内イメージングを活用するケースが多くなっています。造影だけでは明らかにできない血管壁の詳細を知ることで、安全・確実にPCIを行うことができ、血管造影では見えない血管解離が見つかることもあります。

　ステント留置後はステントの拡がり、ステントの圧着状況、ステント内内膜増殖などを観察できます。急性心筋梗塞の病変では、プラークラプチャー画像や血栓などを観察する場合もあります。

■血管内超音波（IVUS）

　血管内超音波（intravascular ultrasound：IVUS）は血管内の様子を詳しく観察するツールです。血管の大きさ、枝との関係、プラークの量や性質、石灰化の有無など、さまざまな情報を知ることができます。

■光干渉断層法（OCT）

　光干渉断層法（optical coherence tomography：OCT）とは近赤外線を用いた画像診断ツールです。IVUS同様に血管内の詳しい情報を得ることができます。

▶IVUS全体図

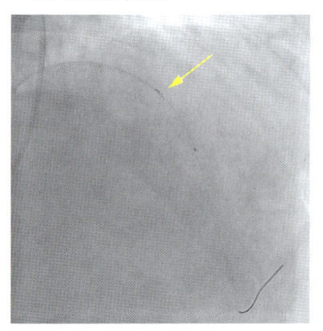

IVUSのカテーテルを挿入する。

▶病変とIVUS画像

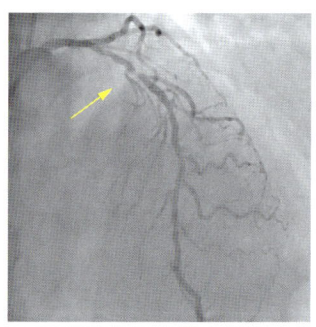

左前下行枝#7の狭窄がみられる。

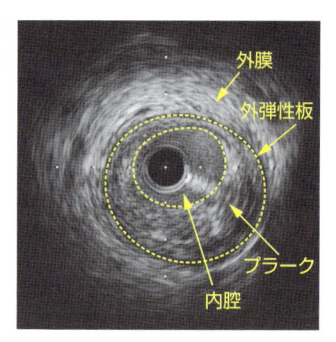

▶OCTの特徴

1. OCTは画像分解能がIVUSより高いので、血管内膜、中膜、外膜の構造まで観察できる。
2. OCTはIVUSと比べて画像の深部到達度が低く、カテーテルから遠い位置の血管の情報を得るのは難しい。
3. OCTでは、赤血球に赤外線が乱反射するため、OCTで血管内観察中は造影剤を流しながら観察する。

▶病変とOCT画像

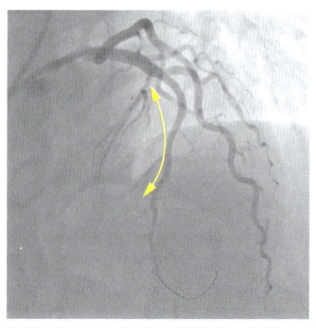

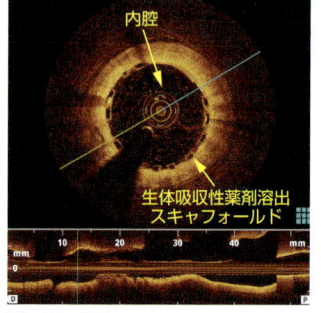

OCTのカテーテルを挿入し、見たい部分に合わせる。

評価 冠血流予備量比（FFR）

冠血流予備量比（fractional flow reserve：FFR）は、冠動脈狭窄の生理学的評価法です。FFRの値により病変がどれだけ血流を阻害するかを推測し、血行再建が必要かどうかを判断します。

FFR＝狭窄病変部の圧（Pd）／大動脈圧（Pa）

FFR＞0.8の場合　薬物療法
FFR＜0.8の場合　冠動脈形成術を推奨

▶FFRの検査結果の例

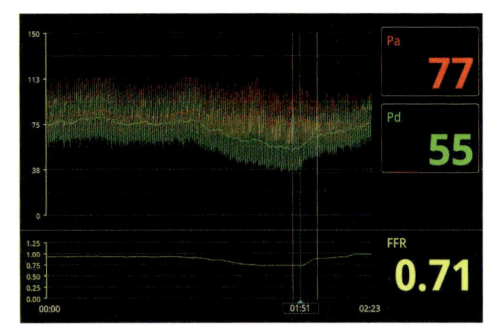

治療 血栓吸引療法

冠動脈がやわらかい血栓などによって閉塞もしくは狭窄している場合、血栓吸引用カテーテルを用いて血栓を吸引・除去することがあります。

具体的には、血栓吸引用カテーテルを冠動脈内に挿入し、手前からゆっくりとカテーテルを進めながら血栓の吸引を行います。

主な適応は、急性心筋梗塞・不安定狭心症・心房細動に伴う冠動脈血栓塞栓です。血栓吸引のみで治療を終える場合は少なく、多くはその後にステントを留置します。

▶急性心筋梗塞患者への血栓吸引療法

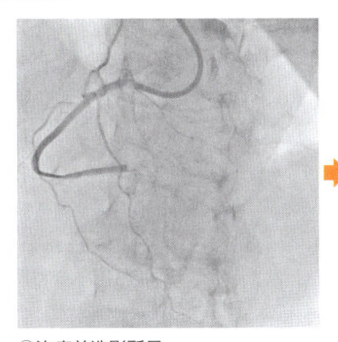

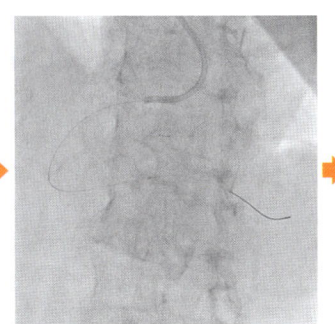

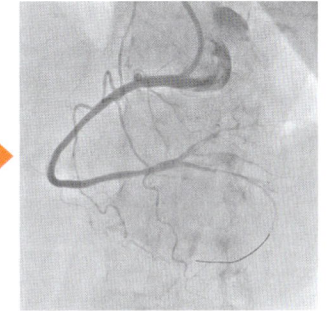

①治療前造影所見　②血栓吸引中　③血栓吸引後

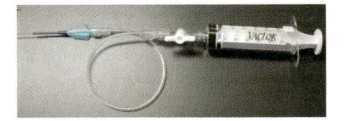

血栓吸引用カテーテルの例 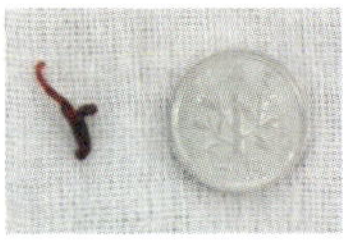　　吸引された赤色血栓

治療 ロータブレーター

ロータブレーターとは、先端に20～30μmのダイヤモンド粒子をコーティングしたバーを高速回転させ、プラーク（粥腫）を削り取る機器です。血管壁に負担をかけることなく、バルーン等で拡張できない硬く石灰化したプラークを除去できます。

ロータブレーター単独で手技を完結することはきわめてまれです。バーの大きさを選ぶ際には対象血管の75％以下をめやすに選択されていることもあり、病変にステントを通過させるデバイスと考えている術者も少なくありません。

■ロータブレーターの特徴

ロータブレーターは、1.25～2.5mmのバーを、0.009inch（0.23mm）のローターワイヤー上で1分間に14～22万回転させます。これはディファレンシャルカッティングといわれ、"髭剃りの際に皮膚が切れない"原理で、弾性のある組織は圧排され、弾性のない硬い石灰化病変を特異的に除去します。

ロータブレーターで切除された組織は赤血球より細かく粉砕されるため、末梢塞栓だけでなく、血小板の凝固や血栓形成も防ぐことができます。

■アブレーション手技中の注意点

切削（アブレーション）の際に回転数が低下すると、その回転エネルギーが熱に変わり、過度の発熱が血管損傷、スパスム、不完全アブレーションを引き起こします。大きな切削粒子が形成され、末梢塞栓や血流阻害の合併症の原因になるため注意が必要です。当院では1回のアブレーション時間を10秒以内とし、術者は回転数の低下を機械音の変化で予知しますが、MEスタッフがバーの回転数を調節し、5000回転以上の低下を警告しています。

また、左室駆出率30％以下の低心機能例では、ロータブレーターは禁忌です。右の冠動脈に使用する際は徐脈に陥ることが多く、当院ではルーチンでアトロピン硫酸塩2アンプルの静注を行っています。スパスムの合併例では十分な内服管理が必要であり、血管拡張薬を静注したり（"カクテル"という）、冷却を目的とした造影剤のテストショットや一時的ペースメーカーを併用する施設もあります。

▶ロータブレーターの構造

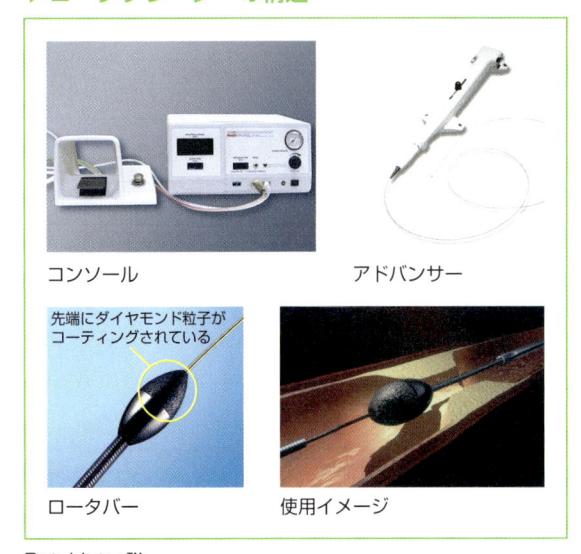

コンソール　　アドバンサー

先端にダイヤモンド粒子がコーティングされている

ロータバー　　使用イメージ

Rotablator™
（写真提供：ボストン・サイエンティフィック ジャパン株式会社）

▶ロータブレーターの挿入

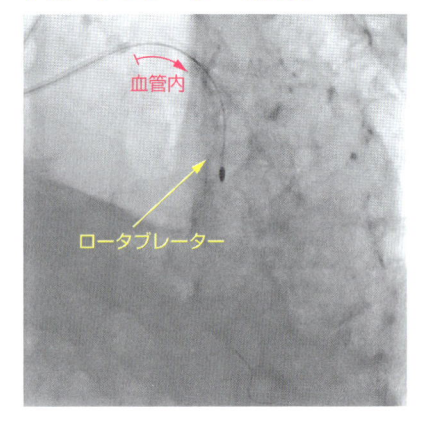

血管内
ロータブレーター

補助循環 　大動脈内バルーンパンピング（IABP）

大動脈内バルーンパンピング（intra-aortic balloon pumping：IABP）は、心臓のポンプ機能が著しく低下して薬物療法でも改善効果が乏しい場合や、冠血流の改善目的に用いられる補助循環療法の1つです。

■しくみと効果

システムは、IABP装置と挿入するバルーンカテーテルで構成されています。バルーンカテーテルは、大腿動脈から挿入され、バルーンを胸部下行大動脈内に固定した後、心拍動に同期させ、バルーンの収縮・拡張を行うことで、①後負荷の軽減、②冠動脈血流量の増加といった効果を得る仕組みとなっています。

この効果により、収縮期圧が軽度に低下しても拡張期圧が増加するため、平均動脈圧が上昇します。心筋を含めた全身の臓器の組織灌流の効果は、平均動脈圧に依存するため、IABPにより全身の組織灌流は改善されます。

▶IABP装置の例

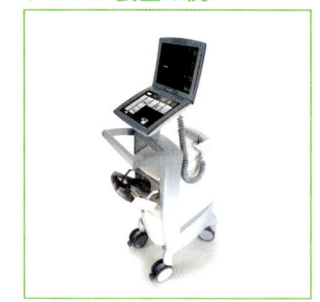

（写真提供：マッケ・ジャパン株式会社）

▶効果①：後負荷軽減

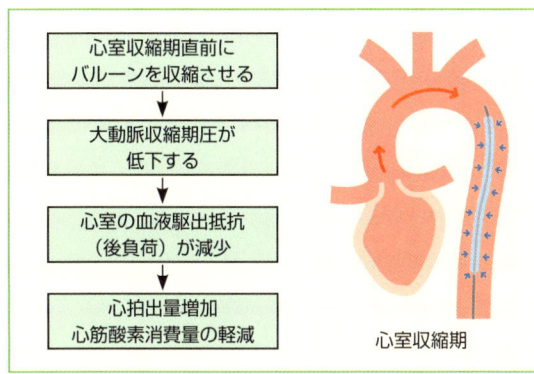

- 心室収縮期直前にバルーンを収縮させる
- 大動脈収縮期圧が低下する
- 心室の血液駆出抵抗（後負荷）が減少
- 心拍出量増加 心筋酸素消費量の軽減

心室収縮期

左室の収縮期直前（拡張期末期）にバルーンを収縮させる（systolic unloading）。このバルーンの容積減少により大動脈の収縮期圧が低下（いわゆる後負荷の減少）するため、左室からの血液の駆出の負担が軽減し、心仕事量と心筋酸素需要が減り、心拍出量増加を手助けする。

▶効果②：冠動脈血流増加

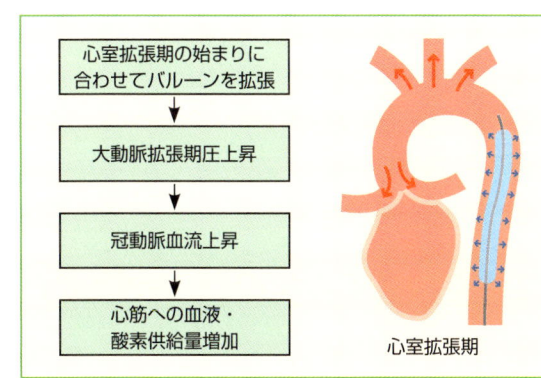

- 心室拡張期の始まりに合わせてバルーンを拡張
- 大動脈拡張期圧上昇
- 冠動脈血流上昇
- 心筋への血液・酸素供給量増加

心室拡張期

冠動脈は、その心筋収縮の特性上、拡張期優位に血流が得られている。IABPでは、拡張期にバルーンを拡張させることにより、体積効果により拡張期圧を増加させ（diastolic augmentation）、冠動脈の血流量を増加させる効果を示す。

(「IABP」つづき)

▶IABPの適応と禁忌

適応	禁忌
・心原性ショック ・重症心不全 ・治療抵抗性不安定狭心症 ・左冠動脈主幹部病変や重症三枝病変の患者が心臓外科手術を受ける場合 ・重症左室機能不全患者の術中コントロール ・手術後の血行動態代償不全 ・僧帽弁閉鎖不全症や心室中隔欠損による機械的機能不全を合併した急性心筋梗塞 ・心筋虚血の結果としての治療抵抗性心室頻拍 ・高リスク経皮的冠動脈形成術 ・経皮的冠動脈形成術後slow flowを生じた冠動脈の開存を維持するため	・大腿・腸骨動脈の解剖学的異常 ・腸骨動脈または腹部大動脈の動脈硬化のために血流の悪いもの ・中等症～重度の大動脈弁閉鎖不全症 ・大動脈解離または大動脈瘤 ・動脈管開存（肺への異常血流を増強する恐れあり） ・腹部大動脈－大腿動脈バイパスグラフト ・出血傾向 ・敗血症

■適応と禁忌

　急性心不全における機械的補助循環の適応のめやすは、NYHAクラスⅣ（→p.22）、収縮期血圧90mmHg以下、心係数2.0L/分/m²以下、肺動脈楔入圧20mmHg以上です。疾患・病態も考慮してIABPの使用を判断します。

■IABPの実際と駆動中のチェックポイント

1．挿入方法

　主に鼠径部大腿動脈穿刺にてセルジンガー法によって挿入します。カテーテル室にて透視装置を用い、ワイヤー先端が大動脈内から分枝に入り込まないか注意しながらワイヤーを進める必要があります。バルーンカテーテルが適切な位置になったところで、シースおよびカテーテル本体を大腿部に縫合固定します。

　看護師は穿刺部をガーゼ被覆する前に、穿刺部の腫脹の有無・程度と、挿入側の膝窩動脈や足背動脈の触知を確認しておきます。

2．バルーンカテーテルの位置

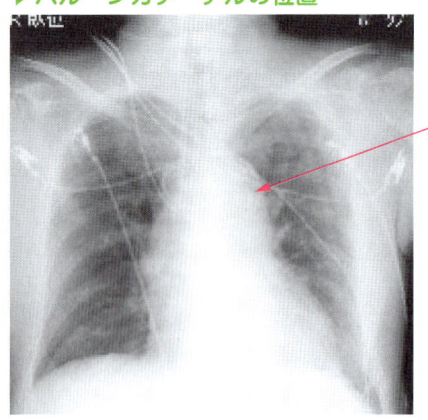

　バルーンカテーテルは、先端が左鎖骨下動脈の直下から2cmほどに位置するよう調整します。バルーンが心臓から離れ過ぎてしまうと、その効果が減弱してしまうからです。また、腹部大動脈は胸部大動脈よりも石灰化が強いことが多く、バルーンがこの部分で損傷してしまう可能性があります。したがって、バルーンは腹部大動脈にかからないようなるべく下行大動脈上位に留置する必要があります。

▶バルーンカテーテルの位置

IABPの先端

3. バルーン拡張・収縮のタイミング

バルーン拡張の開始は心臓の拡張初期（大動脈弁閉鎖直後）、収縮は心臓の収縮期直前に合わせます。これらは患者自身の心電図波形や動脈圧波形によって決定され、トリガーモードとして、心電図によるのか、動脈圧によるのか選択できるようになっています。

最近ではどちらを選択してもフルオート機能により詳細な設定が可能ですが、患者の状態によって微調整が必要なときがあります。

4. 駆動

バルーン拡張・収縮のタイミングを合わせたのち、基本的には心電図トリガーにて駆動を行います（不整脈に対する安全制御が行われるため）。心電図誘導波形のR波が低い場合や、P波やT波が高かったり、R波に近い場合、R波をうまく認識できないときがあります。このような場合、誘導を変更したり、心電図電極の貼る位置を変更するなどして、R波を適切に認識できるよう調整します。

また、電気メスなどによるノイズで心電図を認識できない場合に限り、動脈圧トリガーを使用します。その他、心室細動や心停止で、心電図、動脈圧ともにトリガーできない状態では、インターナルトリガーモードとして、駆動を同期せず固定して動かすこともあります。

5. 入力信号表示

心電図は、駆動装置から直接電極を貼付して得られる内部入力と、ベッドサイドモニターに接続した駆動装置から得られる外部入力があります。動脈圧モニターも同様で、バルーンカテーテル先端圧から直接えられる内部入力と、ベッドサイドモニターの動脈圧から得られる外部入力があります。

患者移動時には外部入力無効となるため、内部入力に切り替える必要があります。

6. 抗凝固療法

血栓塞栓予防のために抗凝固療法は必須です。ヘパリンを用い、ACT値160〜200秒前後にてコントロールを行います。

7. ヘリウムガスリーク

ガスリークのアラームにより、バルーンに穿孔が起きていることがわかります。システムの接続に異常がなければバルーンに穿孔が起きている可能性が高いと考えられ、抜去する必要があります。

バルーンを抜去する際、バルーンに対して陰圧をかけて抜去しますが、その判断が遅れるとバルーン内に大量の血液が入り込んで凝固し、回収不能となる可能性があるため早期の判断が必要です。

バルーンに穿孔が起こっても、内部のガスがバルーン外に大量に漏出して血管内にガス塞栓を起こすことはほぼないといわれています（血圧とガスの表面張力のため）。

■起こりうる合併症

IABP挿入中は合併症が起こる可能性があり、これらを早期に発見できるようIABP装置および患者の状態を観察する必要があります。

■IABPからの離脱の時期

IABPにより血行動態の改善・安定が認められた場合、IABPの離脱を検討します。

指標の1つが、収縮期血圧＞100mmHg、肺動脈楔入圧＜20mmHg、心係数2.2〜2.5L/minなどですが、個々の症例で判断すべきです。離脱可能と判断した場合、さらに駆動頻度を、1：2を1時間、1：3を1時間へと下げていき、血行動態に著変がないことを確認し抜去を行います。

抜去後も循環動態に著変がないことを確認します。

文献

1. 中嶋康仁：Special Edition1大動脈内バルーンパンピング（IABP）．Heart nursing 2007；20：1066-1074.
2. 小豆畑丈夫，高山忠輝編：Q&Aでギモン解決 やさしいIABP入門．看護技術2010；56：116-150.

(「IABP」つづき)

▶バルーン拡張・収縮のタイミング①

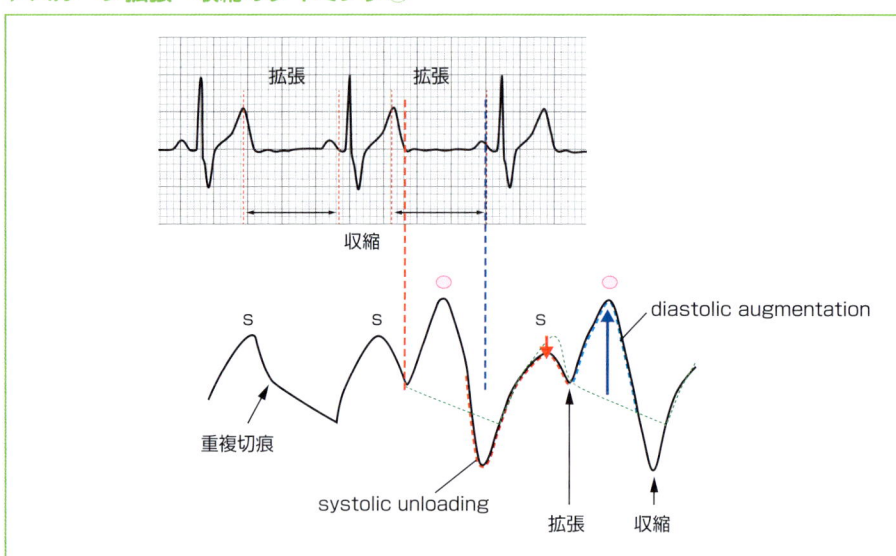

- 非駆動時の動脈圧波形をみると、圧波形の立ち上がりから圧波形が緩やかに下がる部分に溝があり、これは大動脈弁が閉じることによってできるもので重複切痕という。
- 重複切痕が拡張期の始まりに相当し、バルーンの拡張開始がこれに一致する必要がある。この重複切痕は心電図上ではT波の終点にほぼ一致する。
- バルーン収縮は、拡張末期動脈圧が最低値を示すように調整する。これは収縮期の直前ということになるが、心房が収縮した後に心室の収縮が始まることから考えると、心電図上ではP波の終わりにバルーンの収縮を合わせる必要がある。

▶バルーン拡張・収縮のタイミング②

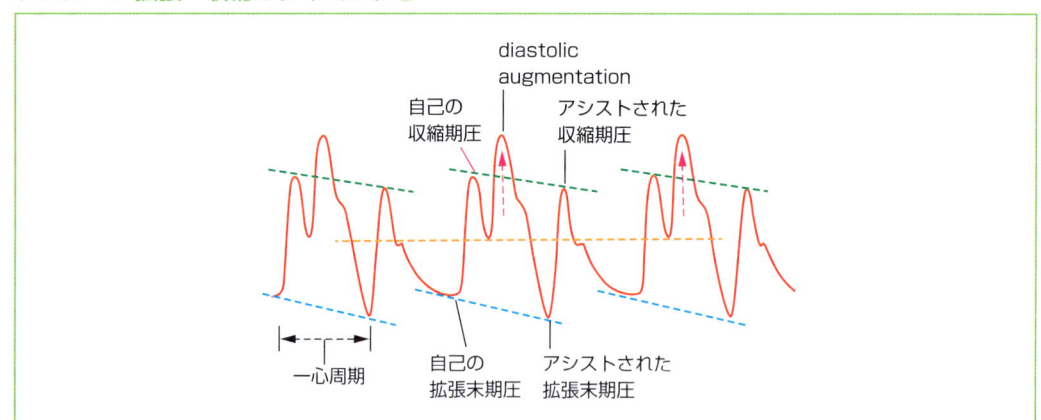

拡張・収縮のタイミングの微調整は、バルーン先端圧による血圧波形を基準とし、駆動を一時的に1：2にして行う。これにより、効果が最大限発揮される波形上の適正なタイミングの視認が可能である。

▶IABPの主な合併症と対応

1. 下肢虚血	・IABPの挿入側の腸骨動脈に高度な屈曲や狭窄が存在すると、シース挿入により挿入側の下肢の虚血を招くことがある。 ・色調変化の観察やドプラーなどを用いて虚血の評価を行い、過度の場合は抜去が必要になることもある。
2. 出血	・抗凝固療法を行っていることもあり、穿刺部からの出血を認めることがある。 ・まずACTを測定して抗凝固療法が適切であるかどうかを判定する。ACTが過度に延長している場合にはプロタミン投与やヘパリンの減量などによりACTの適正化を図る。 ・刺入部を枕子圧迫したり、バルーンカテーテルの早めの抜去が必要になることもある。
3. 大動脈解離	・体動などにより、カテーテルの先端などで大動脈に損傷が起こり、解離を起こす可能性がある。適切な安静が得られない症例では、挿入側の下肢の抑制を行う。 ・胸背部痛の訴えがあったり、胸部X線にて縦隔の拡大がみられた際には、CTを行って解離の有無を評価する。
4. 血栓閉塞	・適切な抗凝固療法が適切に行われていても、大動脈内の粥腫や壁在血栓により末梢塞栓を起こす可能性がある。 ・Blue toeや腎機能障害などの出現の有無を確認する。
5. 感染症	・発熱や採血での炎症反応をチェックし、感染が疑われる場合には、血液培養を行うとともに抗生剤を使用する。 ・バルーンカテーテルによる感染が原因で、そのコントロールが困難な場合には抜去も考慮する。
6. 血漿板減少、溶血	・バルーンの拡張・収縮により血球が機械的に破壊され、血小板減少や溶血を起こすことがある。 ・血行動態的にバルーンカテーテルの抜去が困難であれば、赤血球や血小板製剤の輸血が必要になることもある。

▶IABP挿入中の観察項目

1. IABP装置の管理	・波形やタイミングの確認 ・アラームの対応 ・チューブの観察：体外チューブ内に血液の流入はないか、接続に異常はないか ・ガスの残量確認
2. 患者の管理	・挿入部の確認 ・下肢の虚血の有無 ・心電図電極がしっかりと固定されているか ・胸背部痛、腹痛の有無（大動脈損傷による） ・血圧、脈拍などより心不全状態が改善傾向にあるか ・尿量が確保されているか ・ACTの値は適切か ・採血（Hb、Hct、Plt、Cre、CK、LDH、CRP、WBCなど） ・胸部X線写真 ・感染徴候の有無（発熱、炎症反応など）

補助循環 経皮的心肺補助装置（PCPS）

経皮的心肺補助装置（percutaneous cardio-pulmonary support：PCPS）は、遠心ポンプと膜型人工肺を用いた閉鎖循環式人工心肺装置です。

■しくみと効果

PCPSの回路は、脱送血カニューレ、人工肺・遠心ポンプ、灌流量測定装置と遠心ポンプの駆動装置から構成されています。これらは同じメーカーに統一されていないこともあり、各施設によって回路の構成に多少の違いがあります。

大腿静脈から挿入され右房位に位置したカニューレより静脈血を脱血し、人工肺にて酸素化および脱炭酸ガスを行います。これを遠心ポンプにより大腿動脈に挿入されたカニューレより体内に送血することにより、全身の循環補助を行います。

PCPSは閉鎖回路であるため、送血量と右房での脱血量は同量です。したがって、PCPS下での〔1分あたりの心拍出量〕＝〔1分あたりの全静脈灌流量〕－〔1分あたりのPCPS脱血量（送血量）〕となり、左心系の前負荷が減り、左室の仕事量が軽減されます。

■適応と禁忌

PCPSの循環器領域での適応と禁忌を表に示します。いずれも急性期に対応するものであり、原疾患の治療が可能な場合のみ適応になります。

▶PCPS回路

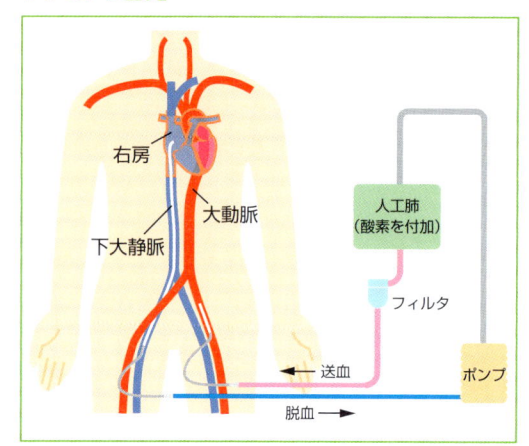

▶PCPSシステムの例

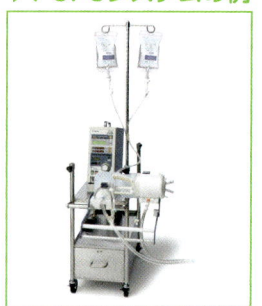

（写真提供：テルモ株式会社）

▶PCPSの適応と禁忌

適応	禁忌
・心肺停止 ・IABPを用いてもコントロールできない心原性ショック（急性心筋梗塞や劇症型心筋炎） ・急性右心不全に伴う心原性ショック（右室梗塞や肺塞栓症） ・難治性致死性不整脈 ・心筋梗塞に合併した心室中隔穿孔や房室弁閉鎖不全 ・ハイリスク症例に対するPCIやCABG施行時にIABPと併用 ・大血管手術時、開心術後人工心肺離脱困難例 ・重症呼吸不全	・重症下肢閉塞性動脈硬化症 ・中等度以上の大動脈弁閉鎖不全症 ・原疾患の予後が不良な症例

小林宣明，畑典武：IABP、PCPS. 北風政史責任編集，心不全の急性期対応．中山書店，東京，2010：165．より一部改変して引用

■PCPSの実際と駆動中のチェックポイント

1. 挿入方法

　PCPSは多くの場合、緊急時に使用されます。通常はpriming solution（充填液）として生理食塩水が用いられます。auto priming system（自動充填システム）により回路内を生理食塩水で充填するのに5〜10分ほど時間を要するため、緊急時に備え、普段から手順を理解しておく必要があります。

　動脈、静脈にそれぞれ挿入された送血、脱血カニューレとプライミングされた回路を接続します。その際、接続部に気泡が入らないように生理食塩水を接続部に注入しながら接続を行います。それでも気泡が残存混入してしまった場合は、接続部近傍の脱気孔から排出させます。気泡が回路内から抜けたことを確認し、送血・脱血カニューレのクランプを解除し、遠心ポンプを回転させます。

　酸素血流比＝1、FiO_2（吸入気酸素濃度）＝100％で開始し、その後の循環動態をみながら適宜調節していきます。

2. 作動中の循環動態

　大腿動脈から挿入されたカニューレにより逆行性送血されます。心機能低下症例では、PCPSを高流量にて灌流すると、大動脈圧、左室拡張期圧、左房圧の上昇をきたし、左心系の後負荷が増大する可能性があります。逆に、PCPSの灌流量が少なすぎると、右心系での脱血が少なくなり、左心系への流入が多くなり前負荷が増大する場合があります。各臓器・組織の灌流が得られるよう、血圧をみながらPCPSの灌流量を調節します。

　PCPSを挿入する時点では、心原性ショックにより低血圧になっていることが多く、また、サードスペースへの水分の移動があり、循環血漿量が減少しています。このため十分な補液を必要とすることが多くなります。

3. 自己肺と人工肺のガス交換能の見方

　右上肢（上腕動脈か橈骨動脈）から動脈血採血を行います。右上肢は心臓から最初に分岐し、ま

▶PCPS作動中の血液の状態

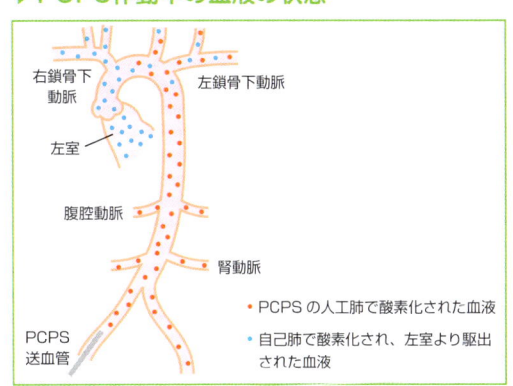

右鎖骨下動脈　左鎖骨下動脈
左室
腹腔動脈
腎動脈
PCPS送血管

・PCPSの人工肺で酸素化された血液
・自己肺で酸素化され、左室より駆出された血液

たPCPSの送血カニューレから最も離れています。右上肢からの動脈血と同時に、PCPSの動脈血からも採血を行い、両者の血液ガス分析を行います。

　心機能が高度に低下しているときは、PCPSからの送血の影響を強く受けるため、右上肢からの動脈血は、PCPSからの動脈血と近い値をとります。心機能が改善してくると、PCPSからの血液よりも、自己肺で酸素化された血液が右上肢に届くようになるため、両者のガス分析に解離がみられるようになります。

4. 抗凝固療法

　血栓塞栓予防のために抗凝固療法は必須です。ヘパリンを用い、ACT値160〜200秒前後にてコントロールを行います。

■起こりうる合併症

　PCPS挿入中は合併症が起こる可能性があり、これらを早期に発見できるよう、PCPS装置および患者の状態を注意深く観察する必要があります。

■PCPSからの離脱の時期

　離脱に関して確固たる基準はありません。スワン・ガンツカテーテルや心エコー、血ガスなどで左心機能を総合的に評価し、改善傾向に合わせて、PCPSの灌流量・回転数を徐々に減らしていきます。1.5L/min以下になると回路内凝固の可能性が高まってくるため、離脱を図ります。

(「PCPS」つづき)

▶PCPSの主な合併症と対応

1. 下肢虚血	・PCPS挿入側の腸骨動脈に屈曲や狭窄が存在すると、カニューレ挿入により挿入側の下肢の虚血を招くことがある。 ・色調変化の観察やドプラーなどを用いて虚血の評価を行い、虚血がある場合には穿刺部末梢に順行性にシースを挿入して、送血回路より送血を行う。
2. 穿刺部出血	・抗凝固療法を行っていることもあり、穿刺部からの出血を認めることがある。 ・まずACTを測定して抗凝固療法が適切であるかどうかを判定する。外科的な止血が必要になることもある。
3. 消化管出血	・抗凝固療法や侵襲に起因するストレス性潰瘍により消化管出血を招くことがしばしばみられる。 ・あらかじめプロトンポンプインヒビターなどの抗潰瘍薬の投与を行い、血圧や採血データ、経鼻胃管、便などを確認し、消化管出血の早期発見に努める。
4. 感染症	・発熱や採血での炎症反応をチェックし、感染が疑われる場合には、血液培養を行うとともに抗生剤を使用する。
5. 血小板減少、溶血	・血球破綻・消耗により、血小板減少、貧血を起こす。 ・輸血によって補う必要がある。
6. 血栓塞栓症	・抗凝固療法を行い、血栓塞栓の予防に努める。

▶PCPS挿入中の観察項目

1. PCPS装置の管理	・ポンプ灌流量と回転数を1時間毎に確認し、記録する ・脱血不良の特徴として、脱血チューブの振動がないか観察する ・回路の血液の色：脱血と送血回路の血液の色が同じであればガス交換のトラブルが考えられる ・人工肺から血漿が漏出している：長時間の使用により血漿が漏れ、ガス交換能が低下する。人工肺の寿命と考える ・遠心ポンプから異音が発生する：遠心ポンプの軸に血液が浸潤すると「カリカリ」と摩擦音がする
2. 患者の管理	・血圧、脈拍 ・呼吸 ・体温 ・尿量 ・下肢の血流障害：色調、温度差、動脈触知、腫脹の有無 ・穿刺部からの出血、消化管出血、気管内出血、血尿、歯肉出血、鼻出血 ・ACTの値は適切か ・採血（Hb、Hct、Plt、Cre、CK、LDH、CRP、WBCなど） ・感染徴候の有無（発熱、炎症反応など）

文献

1. 北風政史責任編集：心不全の急性期対応. 中山書店, 東京, 2010.
2. 中前健二：Special Edition2経皮的心肺補助装置（PCPS）. Heart nursing 2007；20：1075-1082.

3 カテーテルアブレーション

カテーテルアブレーションとは、経皮的に電極カテーテルを心臓内に挿入し、高周波通電により病変部を焼灼して頻脈性の不整脈を治療する方法です。

治療の目的

- 不整脈の主な原因は、電気が一定の回路をぐるぐるまわって止まらなくなってしまうリエントリー、もしくは電気興奮が起こってはいけないところから生じてしまう異常自動能、撃発活動です。
- カテーテルアブレーションは、カテーテル先端が接触する心筋に対して高周波を用いて通電を行い、心筋組織を焼灼することによってリエントリー回路を途絶させたり、異常電気活動を発生させなくさせることで不整脈を根治させる治療法です。
- 発作性心房細動においては、肺静脈からの期外収縮が心房細動を発生させる主な原因となるため、アブレーションによって肺静脈と左房を電気的に隔離します。

▶ カテーテルアブレーションの目的①

リエントリー回路を途絶させる → 通常型心房粗動のアブレーション

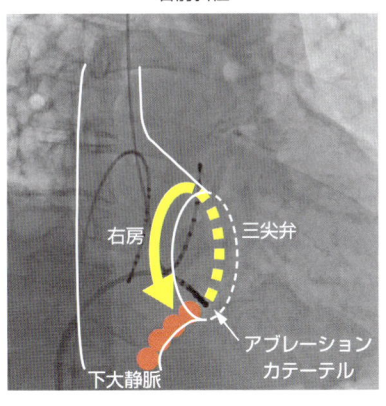

右前斜位 / 左前斜位

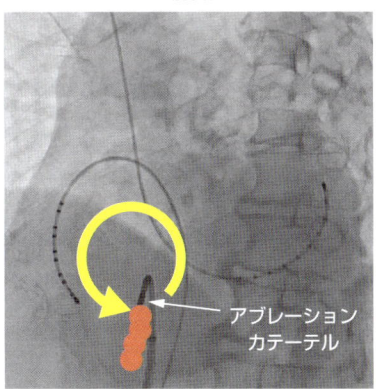

- 三尖弁輪を反時計回転に旋回するリエントリー性不整脈である。
- 三尖弁輪から下大静脈まで線状にアブレーションすることによりリエントリー回路を遮断し根治できる。

Part 2 心臓カテーテル治療

▶カテーテルアブレーションの目的②

異常電気活動を消失させる → 心室性期外収縮のアブレーション

右前斜位 / 左前斜位

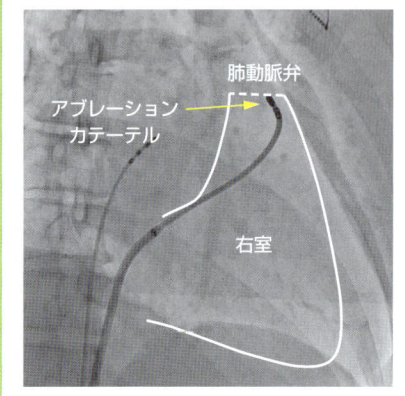

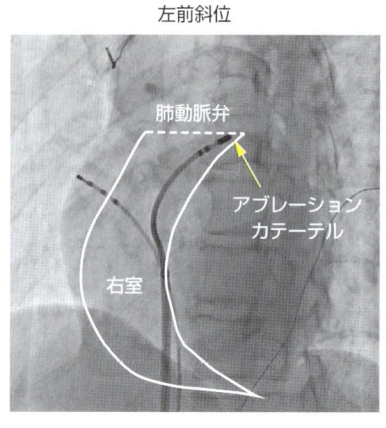

- 左室流出路は異常な電気活動が起こりやすく、心室性期外収縮の好発部位である。
- 同部位にて通電を行ったところ、心室期外収縮は消失した。

▶カテーテルアブレーションの目的③

発作性心房細動の発症を予防する → 肺静脈と左房を隔離するアブレーション

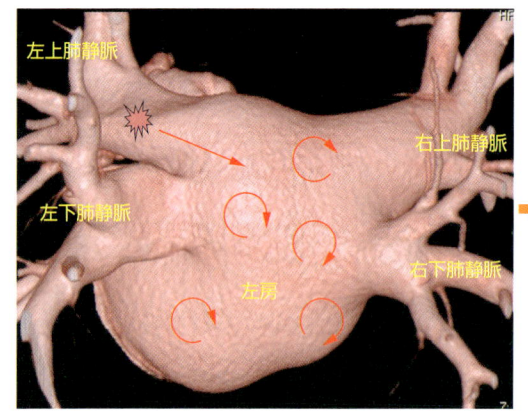

肺静脈起源の期外収縮を契機に心房細動が起こる。

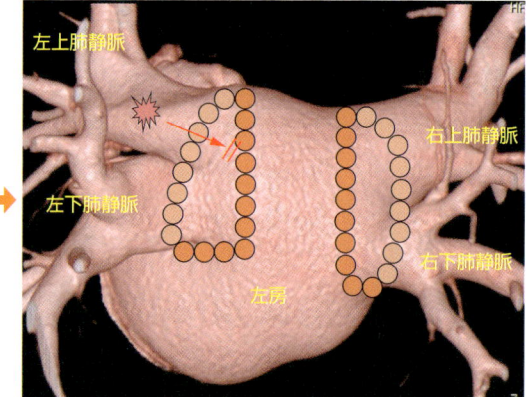

アブレーションにて肺静脈を左房から電気的に隔離することにより、肺静脈内で期外収縮が起こっても左房には伝わることはなく、心房細動の発症を抑えることができる。

適応疾患

- WPW症候群、房室結節回帰性頻拍、心房細動、心房粗動、心房頻拍、心室性期外収縮、心室頻拍、コントロール困難な頻脈性心房性不整脈における房室ブロック作成術など。

> **Column**　**3Dマッピングシステム**

症例によっては、3Dマッピングシステム（CARTO3、Ensite Velocity）を使用することにより、リエントリー回路や不整脈の最早期興奮部位を同定することができます。三次元的位置情報を記録し、各部位でのペースマッピング（ペーシングしたときの波形と心室性期外収縮時の12誘導心電図波形との比較）と心室性期外収縮時に記録できる電位の早期性を検討します。

また、3D-CTの画像と実際の心臓を重ね合わせることにより、CTで得られた複雑な解剖的情報をそのままアブレーション治療に流用できます。

▶CARTO3

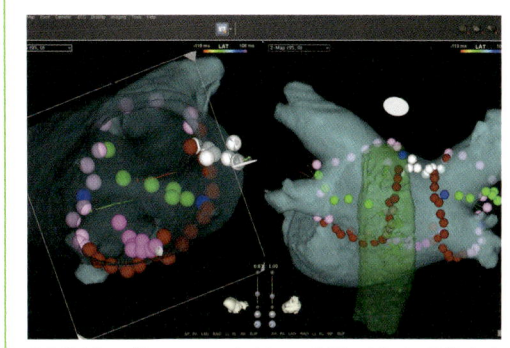

心房細動アブレーションにおいて左房の3D-CT画像と実際の左房の位置情報を重ね合わせている（CARTO merge）。左房の食道の位置関係も確認しながらアブレーションが可能である。内側からもみることができる。

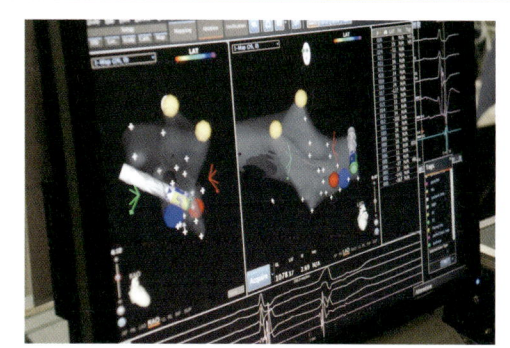

本症例では右室流出路肺動脈弁直下の中隔側にてペースマッピング、早期性ともに良好であった。同部位にて通電を行い、心室性期外収縮は消失した。

カテーテルアブレーションの手順

1　心電図、マンシェット、サチュレーションモニターを装着する

Part 2 心臓カテーテル治療

2 対極板を貼り、3Dマッピングシステム（CARTO3）を使用する際はリファレンスパッチを貼る

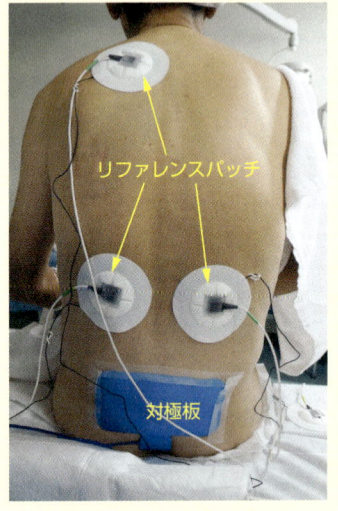

座位で腰に対極板を、背中に3枚のリファレンスパッチを貼る。

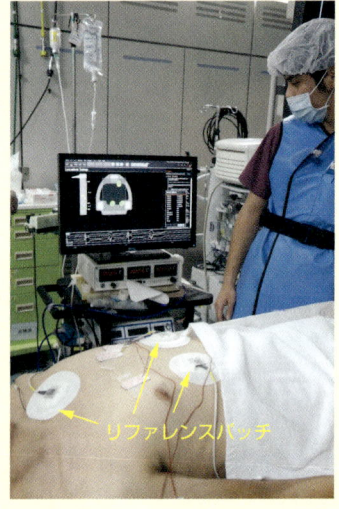

仰臥位になってから、胸部に3枚のリファレンスパッチを貼る。貼った位置が適正かどうか画面で確認する。

3 酸素投与し、鎮静を行う

4 手首、膝、足首をしっかり抑制する

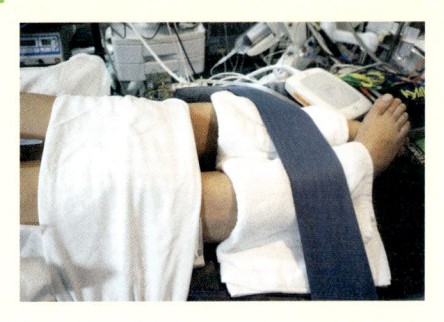

足首の抑制だけでは膝が上がってしまうため、膝上までしっかり抑制しておく。

5 十分に鎮静されていることを確認し、穿刺を行う

6 シースを挿入し、ヘパリンを投与する

7 電極カテーテルを挿入する

▶心房細動アブレーション時のシースの挿入部位とカテーテル

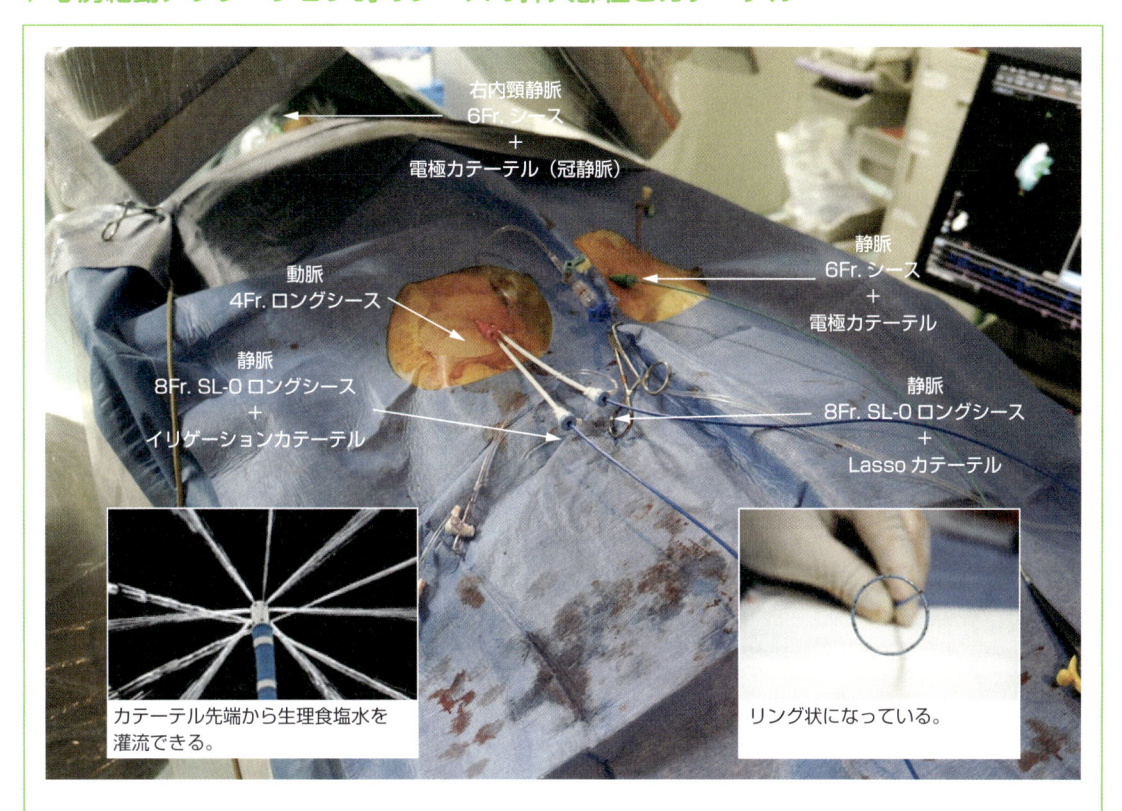

（画像内ラベル）
- 右内頸静脈 6Fr.シース ＋ 電極カテーテル（冠静脈）
- 動脈 4Fr.ロングシース
- 静脈 8Fr. SL-0 ロングシース ＋ イリゲーションカテーテル
- 静脈 6Fr.シース ＋ 電極カテーテル
- 静脈 8Fr. SL-0 ロングシース ＋ Lassoカテーテル
- カテーテル先端から生理食塩水を灌流できる。
- リング状になっている。

- 右内頸静脈より6Fr.シースを挿入し、5Fr.の冠静脈用カテーテルを挿入。シースとカテーテルに口径差があるため、シースより薬剤の注入やACT用の採血が可能である。
- 右鼠径より静脈にSL-0ロングシースを2本挿入している。1本は肺静脈の電位を記録するリング状のLassoカテーテルである。もう1本はアブレーションを行うためのイリゲーションカテーテルである。シースの先端はBrockenbroughにて左房内にある。
- 本例では冠動脈造影も行ったため、動脈より4Fr.ロングシースを挿入している。冠動脈造影を行わないケースでも3Fr.ロングシースを挿入し動脈圧モニタリングを行っている。
- 左鼠径の静脈からは電極カテーテルを挿入し、このカテーテルは右室、三尖弁輪、上大静脈等に適宜配置している。

8 必要な電気生理学的検査の後、アブレーションを行う

▶心房細動アブレーション時の様子

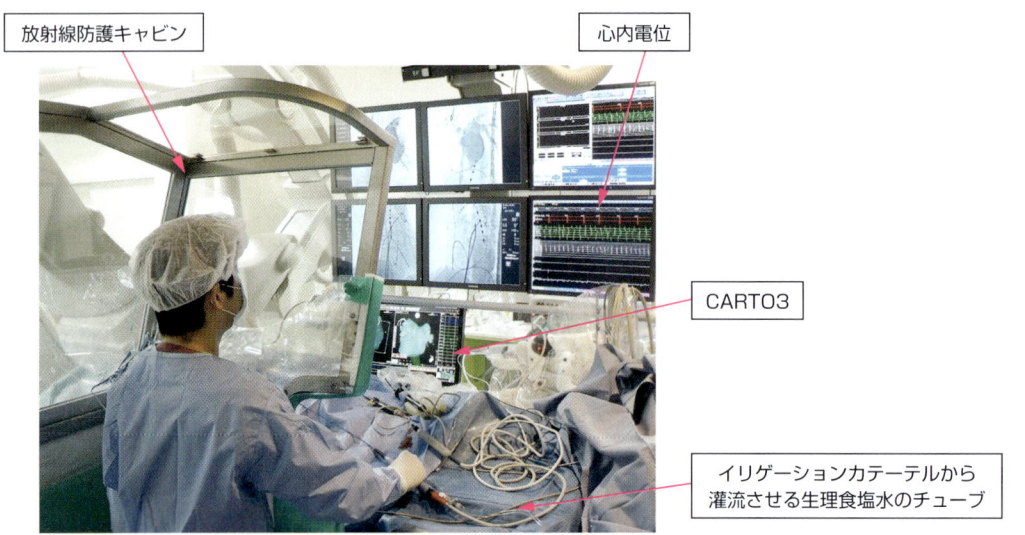

- 放射線防護キャビン
- 心内電位
- CARTO3
- イリゲーションカテーテルから灌流させる生理食塩水のチューブ

心房細動アブレーションは2～4時間かかる。術者の肉体的負担は大きく、被曝に対しても注意が必要である。
心房細動アブレーション時には放射線防護キャビンを使用することにより、術者はプロテクターをつけなくても放射線防護が可能であり、肉体的負担も軽減できる。

9 アブレーション後はカテーテルを抜去し、シースを抜いて用手にて圧迫止血する

治療上の注意点

1．鎮静

- アブレーションは最低でも1時間以上の手技時間を要し、焼灼による痛みが生じることもあります。当院では術中の不安や痛みをとるためアブレーションは全例鎮静下に行っています。
- まずペンタジン15mg、ヒドロキシジン25mgを静注し、その後さらにプロポフォール4～6mLのボーラス投与にて鎮静し、8～12mL/時にて持続静注を開始します。
- 焼灼による痛み等にて体動が見られるときにはプロポフォールを2mLボーラス投与し、必要に応じて持続を2mL/時増量します。プロポフォールには鎮痛作用がないため、鎮痛が必要であればブプレノルフィンやデクスメデトミジンを使用します。
- 無意識に体を動かしてしまうと心タンポナーデなどが起こる危険性があるため、手首、足首、膝をしっかり固定します。またCARTO3を使用中は体動により作成したジオメトリーの位置情報が動いてしまうため、しっかりとした抑制が必要です。
- 鎮静にて呼吸抑制や舌根沈下が起こる危険性があり、酸素飽和度の注意深いモニタリングが必要です。酸素飽和度の低下を認めたり、呼吸が荒く手技に差しつかえる際には経鼻エアウェイを挿入します。

2. ヘパリンコントロール

- ヘパリンはシース挿入後に3000単位投与します。
- 心房細動アブレーション以外の場合は単純に1時間おきに1000単位ずつ追加します。
- 心房細動アブレーションにおいては、Brockenbrough後にさらに3000単位を追加し、活性化凝固時間（activated clotting time：ACT）を確認します。ACT＞300を目標にその後30分おきにACTを確認し、ヘパリンを随時追加します。施設によってはヘパリンを持続投与している場合もあります。
- 当院では心房細動アブレーションにおいては抗凝固薬内服下に行っており、止血が困難なため、手技終了後、プロタミンにてヘパリンを中和しています。

起こりうる合併症

1. 心臓穿孔、心タンポナーデ

- 術者の手技的な問題と、患者の体動や咳嗽等にてカテーテルが心筋を穿孔してしまうことによって起こります。心タンポナーデが起こると透視で心陰影の動きが消失するため、早期に発見できます。
- エコーで心嚢液の貯留状況を確認し、プロタミンでヘパリンを中和し、輸液を負荷します。必要に応じて心嚢ドレナージを行います。穿孔部は自然に止血できることが多いですが、外科的処置が必要な場合もあるため、外科医にも連絡を取っておきます。

2. 心不全

- 心房細動アブレーションにおいてはイリゲーションカテーテルを使用しています。このカテーテルは焼灼中にカテーテル先端より生理食塩水を灌流させることにより、温度上昇を抑えて、カテーテル先端に血栓が形成されるのを防ぎます。通電箇所が多い場合には1L以上の生理食塩水が入ってしまい心不全に至ることもあります。尿量を十分に確認し、必要に応じてフロセミドの静注を行います。
- 心室頻拍のアブレーションは心機能低下例が多いため、術中の血圧管理、尿量の管理を厳重に行う必要があります。

3. 放射線皮膚障害

- 2Gy以上の局所被曝により皮膚障害が生じる可能性があります。アブレーションは長時間に及ぶ場合もあり、注意が必要です。
- 術者は不必要に透視を使用しないよう心がけるべきです。当院ではアブレーションにおいては透視パルスレートを3ppsと低くして使用しています。
- 術後閾線量を超えてないことを確認し、皮膚障害がないこともしっかり確認しておきます。

4. 心房細動アブレーションにおける合併症

- 心房細動アブレーションでは左房内の手技がメインとなるため、塞栓症に対する注意が必要です。
- 術前約1か月以上は抗凝固薬を内服し、経食道エコーにて血栓のないことを確認します。

- 抗凝固薬の内服は継続してアブレーションを行い、術中はACT＞300にコントロールし、血栓形成には細心の注意を払わなくてはなりません。
- 左房後壁は食道と接しているため、左房後壁の通電にて食道障害を起こす可能性があります。その食道障害部に胃酸の逆流が加わると、きわめてまれですが左房-食道瘻を形成し致死的となることがあります。また、傍食道迷走神経に通電が及んだ場合は胃蠕動障害をきたす可能性があります。よって食道に接する部位での通電には細心の注意が必要であり、なおかつ食道温を測定しながら低出力で短時間にとどめるように行います。

▶食道温の測定

食道温測定用カテーテル（SensiTherm）

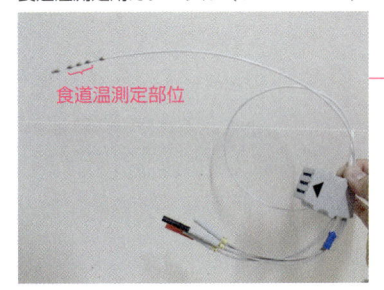

食道温測定部位

鼻腔から食道に挿入し、食道温を測定する。

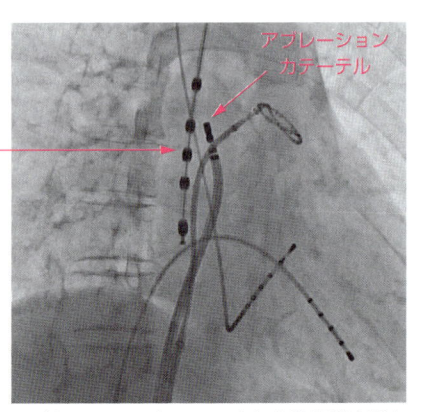

アブレーションカテーテル

アブレーションカテーテルと食道温測定用カテーテルが近接しているのがわかる。

当院では食道温が40℃以上になるとアラームが鳴るように設定しています。

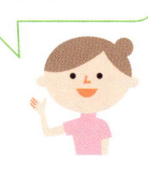

▶胃蠕動障害

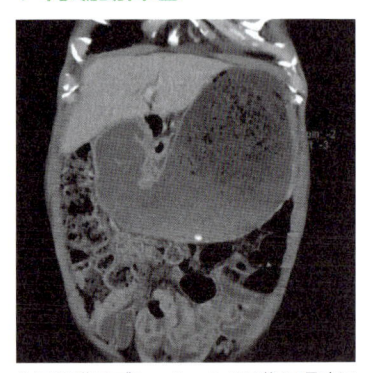

心房細動アブレーション3日後に嘔吐にて発症。CTにて著明な胃拡張を認めた。約2週間の入院にて保存的加療を行い改善した。

▶右横隔神経麻痺

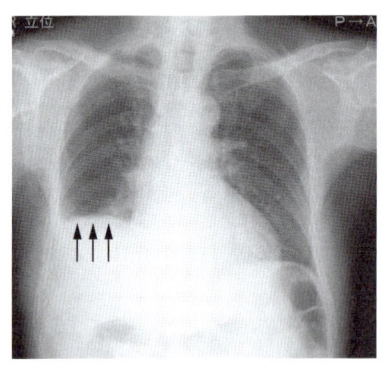

心房細動アブレーション時に上大静脈隔離術も施行した。翌日の胸部X線にて右横隔神経麻痺を認めた。無症状にて経過観察としたが、約1か月後には改善。

- アブレーション前よりプロトンポンプ阻害薬の内服を開始し、術後2週間は内服するようにしています。
- 右上肺静脈前壁側、上大静脈の通電においては横隔神経に通電が及び横隔神経麻痺を起こす可能性

があり注意が必要です。

看護のポイント

- 十分な鎮静が得られてアブレーションが無事終了できれば、「寝ている間に治療が終わって楽だった」というような患者の非常に高い満足度が得られます。しかし、鎮静により、特に呼吸状態の問題が生じうるため、十分な監視が必要です。術者は治療に集中して酸素飽和度の低下等の異常の発見が遅れてしまう可能性があるため、看護師が中心となって鎮静中の状態を確認する必要があります。
- 体動がなくても患者ががまんしている場合もあるため、安定しているように見えても十分に鎮静が得られているか確認します。
- アブレーション中の血圧の低下を認めた場合、心タンポナーデが起こっている可能性があります。血圧低下に気づいたらすぐに術者に声をかけ、心タンポナーデが起こっていないかどうか確認してもらいます。

4 ペースメーカー植込み術

洞不全症候群、房室ブロック等の徐脈性不整脈は、失神、めまい、息切れ等の症状を引き起こします。このような病態に対して、ペースメーカー植込み術を行うことにより、確実に心拍を補うことができます。

治療の目的

- ペースメーカーとは、心房もしくは心室の欠落もしくは不足した収縮を補うために、ペーシングリードから電気刺激を行うものです。

▶ペースメーカー植込み術後

▶ペースメーカーの構造

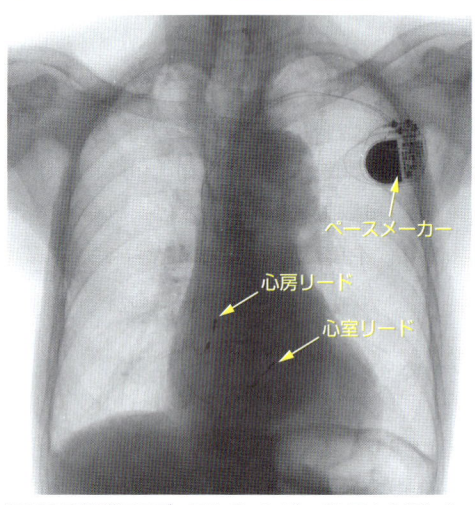

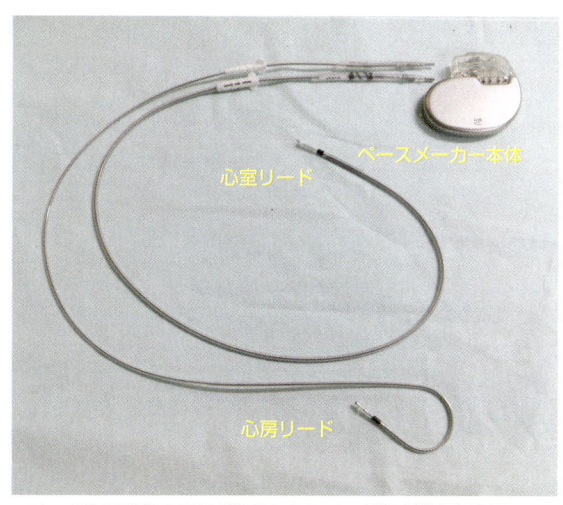

洞不全症候群にてデュアルチャンバー（心房＋心室）ペースメーカー植込み術後。心房リードが右心耳、心室リードが右室中隔に留置されているのがわかる。

・リード先端部分の電極が心筋に接して、電気刺激を伝える。
・リードは挿入後にペースメーカー本体に接続され、最終的にすべてポケット内に収納される。

適応疾患

- 洞不全症候群、房室ブロック、徐脈性心房細動等の有症性の徐脈性不整脈

ペースメーカー植込み術の手順

1 術前30分以内に抗生剤を投与する

2 術者は手洗いを行う

3 術野の消毒を行う

4 術野に穴あきシーツをかけた後、イソジン®ドレープにて覆う

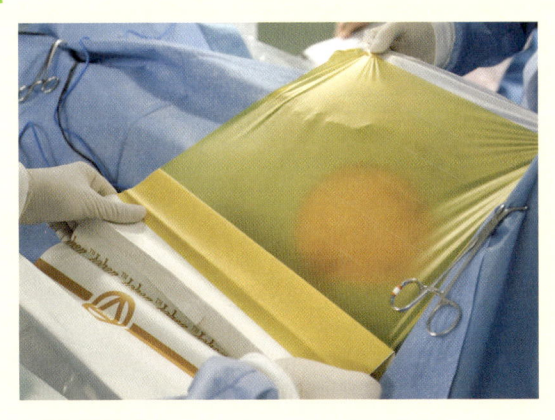

術野の清潔確保。クロルヘキシジンにて消毒後、穴あきシーツをかけ、その上をイソジン®ドレープにて覆う。

5 植込み側の前腕より静脈造影を行う

6 局所麻酔を行う
・状況に応じてプロポフォールによる鎮静を併用します。

Part 2 心臓カテーテル治療

7 メスにて皮膚を切開し、電気メスの凝固モードにて止血しながら創部を広げていき、大胸筋筋膜上にポケットを作成する

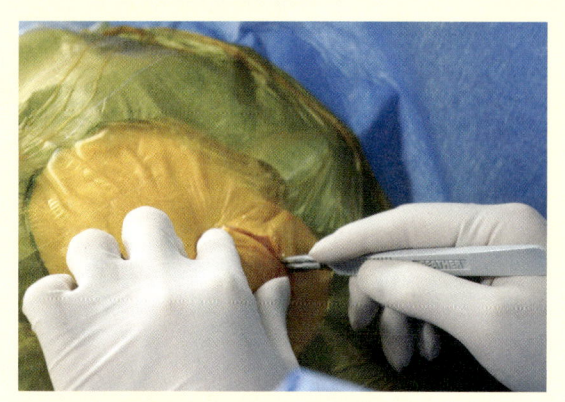

メスにて皮膚を切開する。

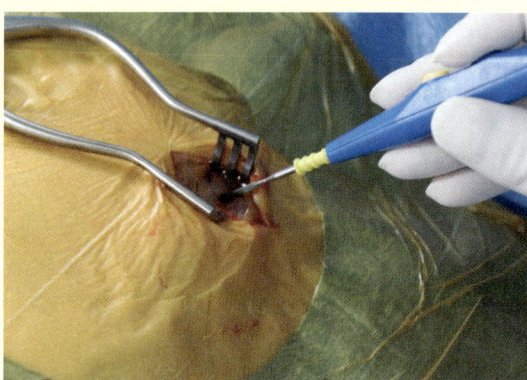

電気メスの凝固モードにて止血しながら、大胸筋筋膜上まで創部を広げる。

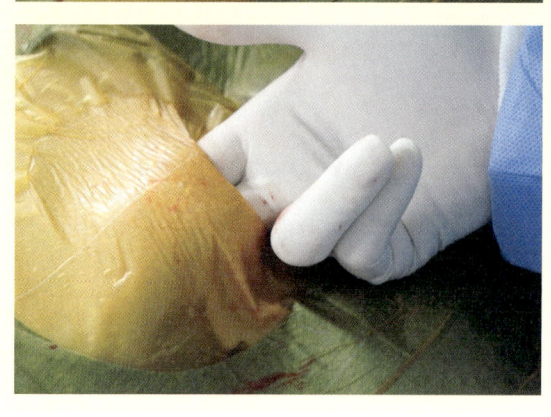

ポケットの作成。

8 胸郭外穿刺法にて穿刺後、ワイヤーを挿入する

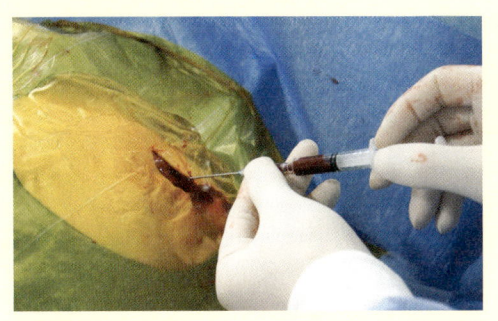

透視にて針先の位置を確認しながら胸郭外穿刺を行う。

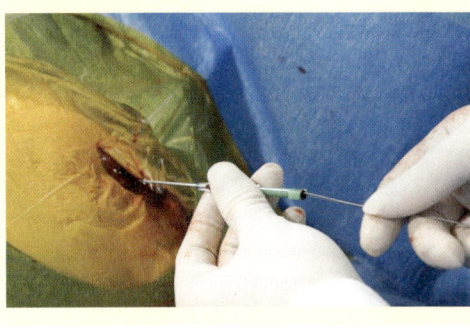

ガイドワイヤーを挿入する。

9 シースを挿入し、シースからリードを挿入する

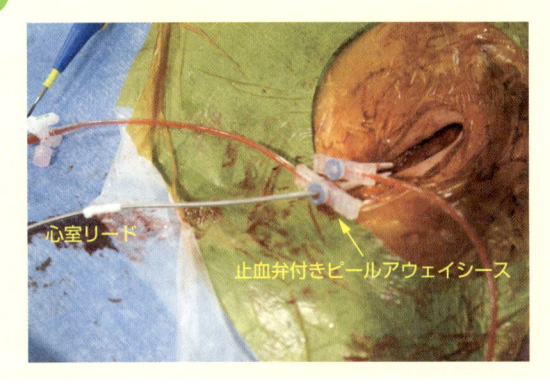

止血弁付きピールアウェイシースを挿入し、心室リードを挿入する。

- 心室リード
- 止血弁付きピールアウェイシース

10 リードの位置が決まったら、感度とペーシング閾値を確認する

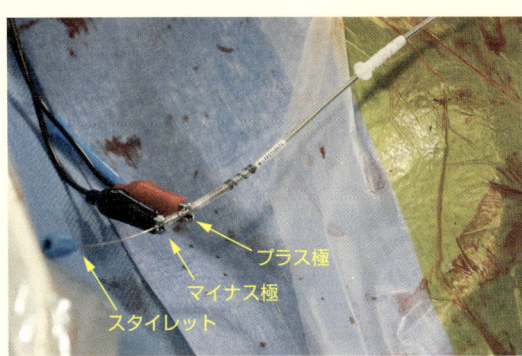

感度と閾値を確認する。リード遠位がマイナス極（黒）で近位がプラス極（赤）である。

- プラス極
- マイナス極
- スタイレット

2 治療 ペースメーカー植込み術

11 スクリューインリードはスクリューを出して心筋に固定する

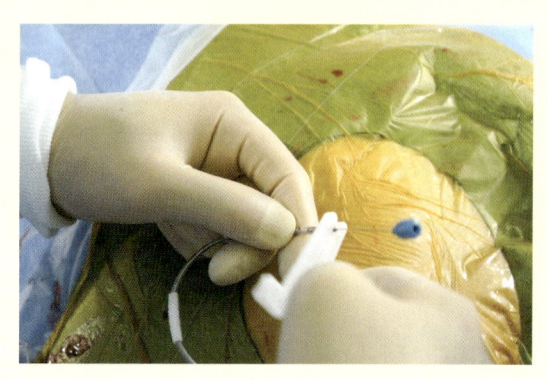

専用のドライバーにて回転させスクリューを出し、心筋に固定する。

12 リードのたわみを確認し、リードのスリーブを固定する

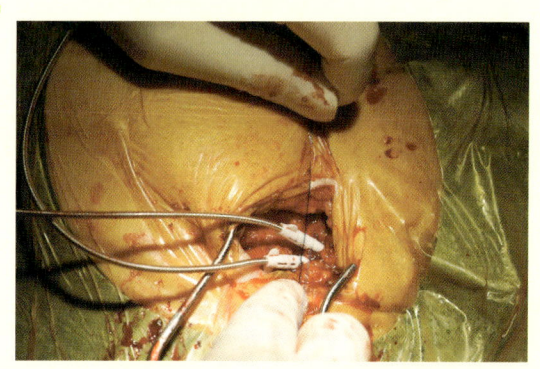

スリーブの上からしっかりリードを固定し、引っ張っても抜けないことを確認する。

13 コネクターにリードを固定する

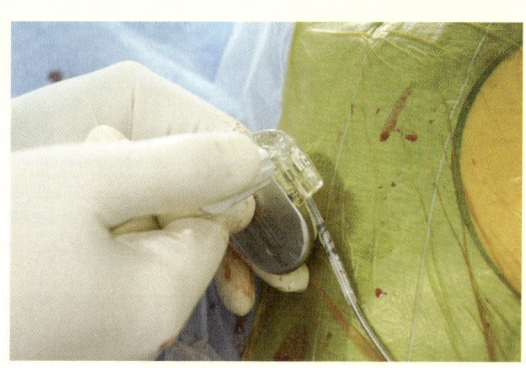

リードを専用のドライバーにてコネクターに固定する。リードがしっかり奥まで入っていることを複数人で確認し、引っ張っても抜けないことを確認しておく。

14 ポケット内を生理食塩水で洗浄し、止血を確認する

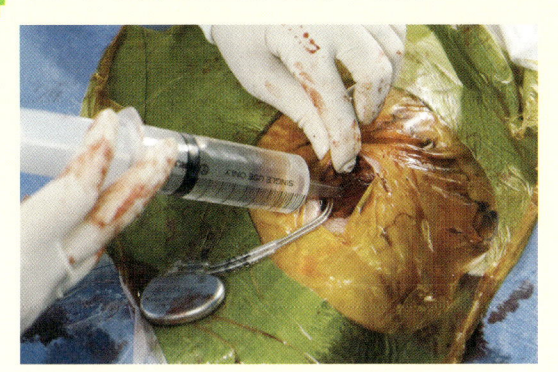

ポケット内を生理食塩水にて洗浄する。

15 リードを丸めてジェネレーターをポケット内に収め、スーチャーホールに糸をかけてジェネレーターをポケット内に固定する

16 皮下組織を吸収糸にてしっかりと縫合後、皮膚を埋没縫合にて合わせ、その上にステリストリップ™を貼る

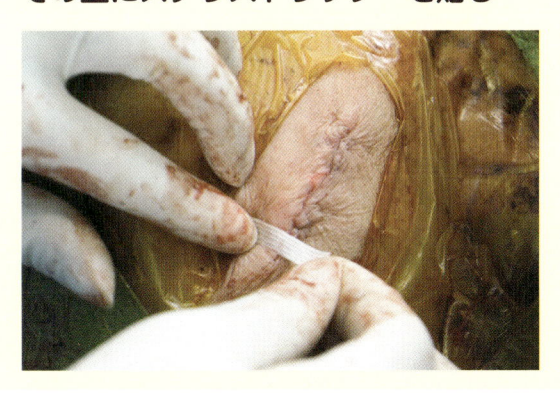

皮膚を埋没縫合後、ステリストリップ™にて創部を補強する。

治療上の注意点

1. 感染予防

- ペースメーカー感染は重大な合併症となるため、感染予防には細心の注意が必要です。手術時間の短縮は感染リスクを低減させるものであり、術者は迅速かつ確実な手技を行い、それをサポートできる体制を整える必要があります。
- ペースメーカー植込み時の一時ペーシングの併用も感染のリスクを高める可能性があり、当院ではペースメーカー植込み時の一時ペーシングの使用は必要最小限にとどめるようにしています。ただし、もともとペースメーカーが必要なほどの徐脈性不整脈の病態があるため、一時ペーシングを併用していない場合には緊急的な対応ができるように準備しておきます。

2. 静脈造影

- 植込み側の前腕より静脈造影を行い、植込み不可能な静脈の異常（閉塞や左上大静脈遺残等の先天異常）がないか確認します。造影結果によっては反対側への植込みを検討しなくてはならないこともあり、皮切前に造影することが望ましいです。

▶静脈造影

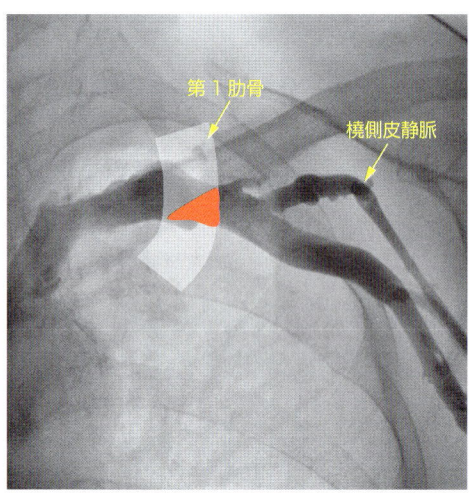

胸郭外穿刺では鎖骨下静脈と第1肋骨の交差する部位（赤いエリア）が穿刺ポイントとなる。

▶左鎖骨下静脈閉塞

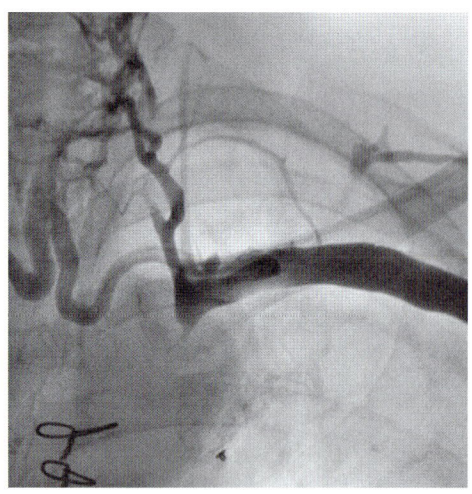

開胸術の既往があり、ペースメーカー植込み時の静脈造影にてはじめて判明した。

▶左上大静脈遺残

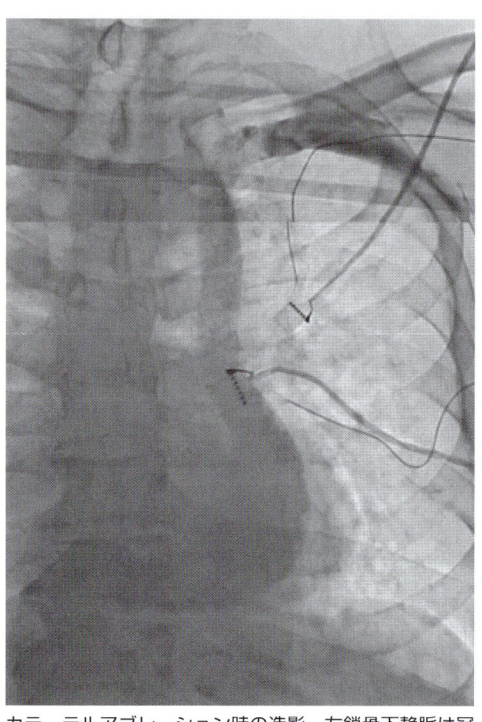

カテーテルアブレーション時の造影。左鎖骨下静脈は冠静脈に合流後、右房に開口している。リード留置は難渋するため右側への変更が好ましい。

3. 静脈アプローチ

- 静脈へのアプローチとしては、胸郭外穿刺法または橈側皮静脈のカットダウンを行います。
- 当院では素早い手技が感染を減らすという観点から、胸郭外穿刺法を第1選択としています。胸郭

内鎖骨下静脈穿刺は肋鎖靱帯によるリードへのストレスのため、リード断線のリスクがあり、行わないこととしています。
- 橈側皮静脈のカットダウンは胸郭外穿刺法に比べ、切開部位が多くなり、時間もかかります。
- 静脈造影の結果を参考にして第1肋骨に向けて穿刺を行います。穿刺点が第1肋骨上にあれば気胸の危険性はなく、安全で確実です。

4．エア混入
- シースを挿入し、リードを挿入しますが、止血弁がついていないものでは、吸気により空気がシースから吸い込まれるため、息止めを行う等の注意が必要です。当院では空気の吸い込み防止のため主に止血弁付きのピールアウェイシースを用いています。

起こりうる合併症

1．気胸・血胸
- 誤って肺を穿刺してしまったり、シースの先端で上大静脈を損傷するなど、リードを進める際に血管を損傷することによって、気胸・血胸が起こる可能性があります。
- スクリューインリードのスクリューが心嚢を穿孔した際にも起こる可能性があります。

2．リード穿孔
- リードが心筋壁を貫通してしまうために起こる可能性があります。特にスクリューインリードを中隔ではない部位（自由壁）に留置した際には注意が必要ですが、タインドリードでも起こりえます。

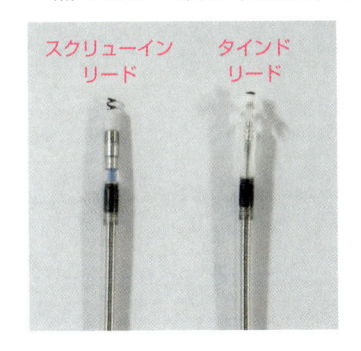

スクリューインリード　　タインドリード

看護のポイント
- ペースメーカー植込み手技に伴う合併症は、穿刺後、リード操作の後に起こることが多く、その前後のバイタルサインの確認を十分に行います。
- ペースメーカー植込み術は比較的高齢者が対象となることが多く、安静が保てない場合もあります。場合によってはプロポフォールにて鎮静しますが、特に高齢者では過鎮静となってしまう危険性があり、バイタルサイン等の十分な確認が必要です。

5 植込み型除細動器（ICD）植込み術／心臓再同期療法（CRT）

心室頻拍や心室細動は突然死につながる致死性不整脈であるため、迅速かつ確実に停止させなくてはなりません。ICDは致死性不整脈の発生の有無を常に監視し、発生した際には即座に電気的除細動等を行うことができる植込みデバイスです。
一方、左脚ブロックにより同期不全（左室の収縮のタイミングのズレ）が生じると心不全は重症化し、治療は困難となります。CRTはペースメーカーを用いてこのズレを解消する治療法です。収縮のタイミングの遅い部分に冠動脈を経由して左室リードを挿入し、右室リードとタイミングを合わせてペーシングすることにより、難治性心不全を劇的に改善させることができます。

治療の目的

1. 植込み型除細動器（ICD）

- 植込み型除細動器（implantable cardioverter defibrillator：ICD）とは、心室頻拍や心室細動などの致死性不整脈が起こった際、その不整脈に対して治療を行う植込み型の治療機器です。
- 心室頻拍では抗頻拍ペーシングを行い心室頻拍の停止を試みますが、それが無効であればカルディオバージョンにて電気ショックを行って心室頻拍を停止させます。
- 心室細動に際しては電気的除細動を行います。
- ペースメーカーとしての機能も備わっています。

2. 心臓再同期療法（CRT）

- 左脚ブロック等の心室内伝導障害がある状態では、心臓の動きにズレが生じてしまっているため効率的な左室からの拍出が得られません。この状態を同期不全といいます。同期不全により心不全が増悪するケースに対して右室のリードと冠静脈からの左室リードにてペーシングを行い、ズレを修正して同期不全を改善させる治療が心臓再同期療法（cardiac resynchronization therapy：CRT）です。
- ペーシング機能のみのCRT-PとICD機能の備わったCRT-Dがあります。

▶同期不全とCRT

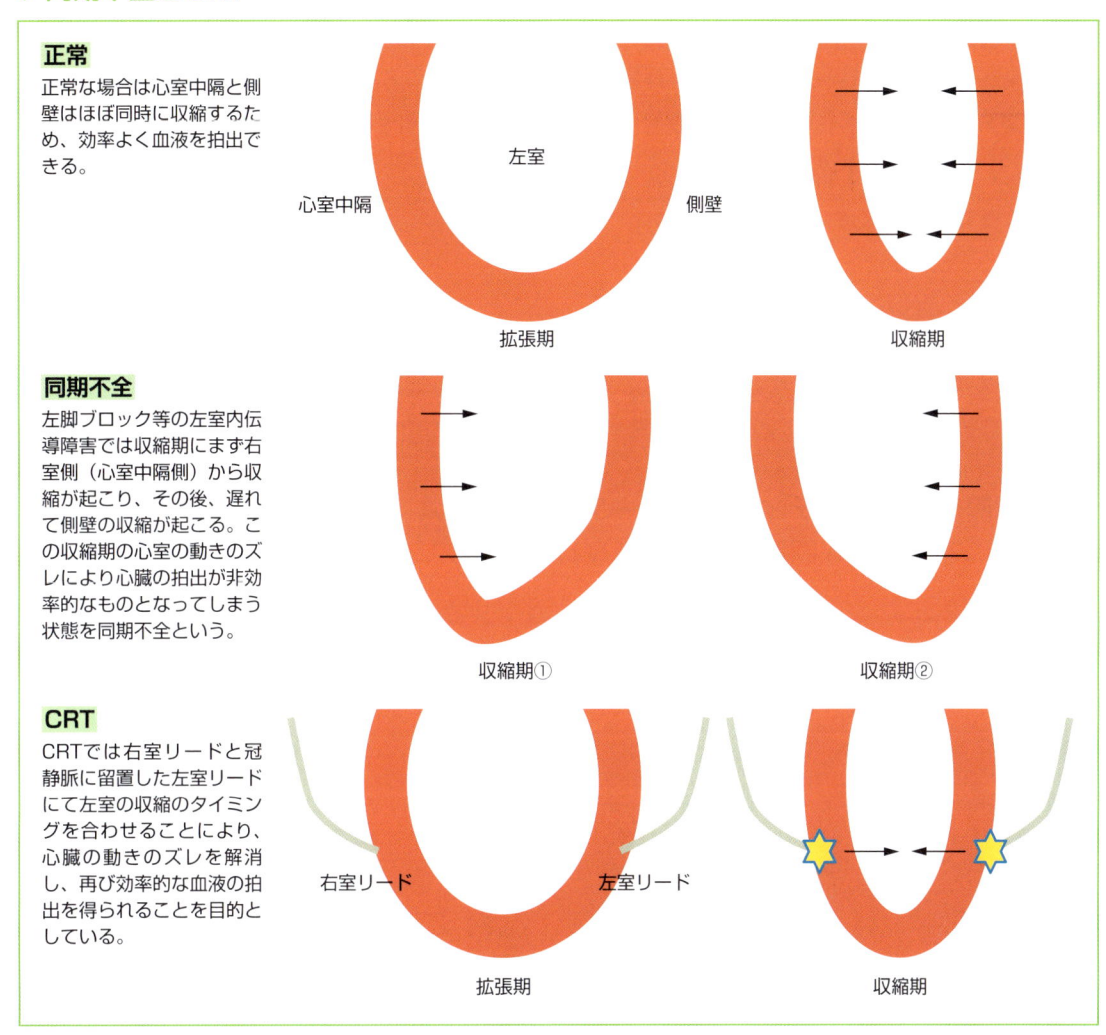

正常
正常な場合は心室中隔と側壁はほぼ同時に収縮するため、効率よく血液を拍出できる。

左室／心室中隔／側壁／拡張期／収縮期

同期不全
左脚ブロック等の左室内伝導障害では収縮期にまず右室側（心室中隔側）から収縮が起こり、その後、遅れて側壁の収縮が起こる。この収縮期の心室の動きのズレにより心臓の拍出が非効率的なものとなってしまう状態を同期不全という。

収縮期①／収縮期②

CRT
CRTでは右室リードと冠静脈に留置した左室リードにて左室の収縮のタイミングを合わせることにより、心臓の動きのズレを解消し、再び効率的な血液の拍出を得られることを目的としている。

右室リード／左室リード／拡張期／収縮期

適応疾患

1. ICD
- 心室頻拍や心室細動などの致死性不整脈の一次予防および二次予防

2. CRT
- 薬物療法では治療困難な同期不全による重症心不全

ICD植込み術の手順

- 基本的にはペースメーカーの植込み手技と同じですが、右室リードは電気ショックを行うことができるショックリードを使用し、ジェネレーターはICD用のものを使用します。

- 術中にも致死性不整脈が起こる可能性があるため、消毒前に除細動パッチを貼り、いつでも対応できるようにしておきます。
- 除細動閾値テストを行うべきかどうかは議論の余地があるところですが、行う際にはチオペンタールにて鎮静後、ICDから心室細動を誘発し、ICDが正常に感知・除細動できることを確認します。ICDによる除細動が不成功の場合に対応できるように、体外的にも除細動を行うことができるようにしておきます。

CRTの手順

- 通常のペースメーカー植込み術の手技に加えて、左室リードの留置が必要です。

1 冠静脈洞にガイディングカテーテルを挿入し、バルーン付き造影カテーテルにて冠静脈を閉塞させて造影を行う

▶冠静脈造影

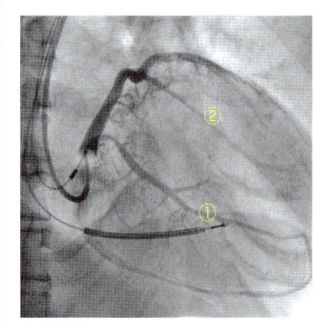

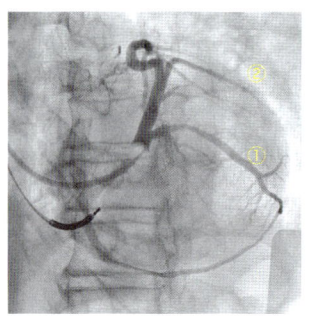

右前斜位　　　左前斜位

バルーンにて冠静脈を閉塞させて造影を行っている。

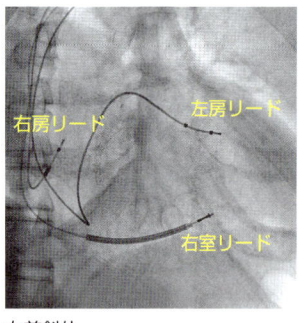

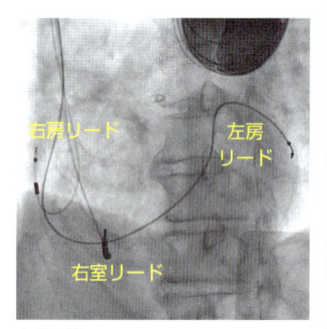

右前斜位　　　左前斜位

本症例では①の枝を狙ってリードを留置したが、閾値が悪く、横隔膜刺激も認めたため、②の枝にリードを留置しなおした。

2 後側壁枝か側壁枝を狙って、0.014インチのワイヤーを進めて、それに追従させてオーバーザワイヤータイプのリードを進める

▶左室リードの挿入

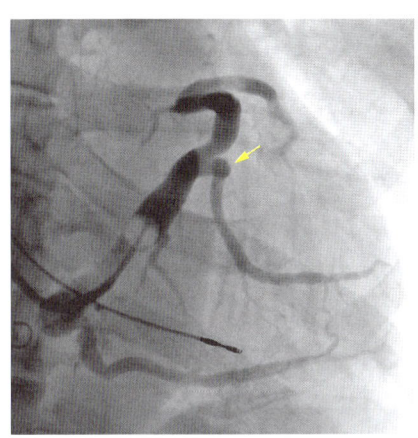

矢印部にて強い屈曲を認めた。

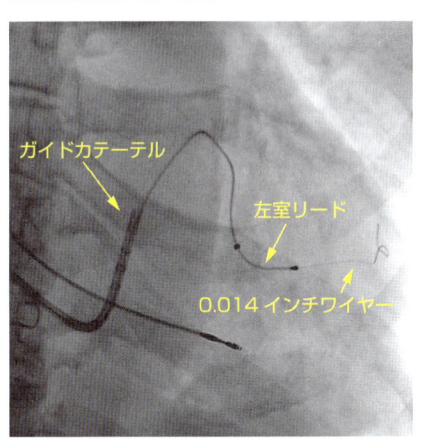

0.014インチワイヤーを挿入し、オーバーザワイヤーシステムの左室リードを進めた。屈曲部の通過が困難であったが、ガイディングカテーテルを深く入れることによりバックアップが得られ、屈曲部を越えることができた。

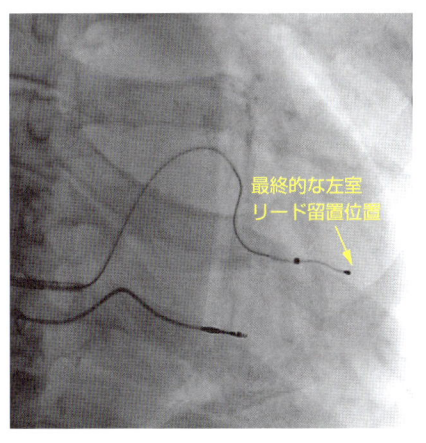

ガイドカテーテル
左室リード
0.014インチワイヤー

リードをしっかり固定できるところまで進め0.014インチワイヤーを抜去した。

最終的な左室リード留置位置

3 **リードの感度とペーシング閾値をチェックし、横隔膜刺激がないことが確認できたら、ワイヤーとガイディングカテーテルを抜去する**

治療上の注意点

- おおむねペースメーカーの注意点に準じます。
- CRTの適応患者は左脚ブロックの場合が多いため、右室リード挿入時に右脚ブロックを合併すると完全房室ブロックとなるため、注意が必要です。
- ICD/CRTの適応患者は心機能低下例が多く、術中のバイタルサインの変化にも注意します。

起こりうる合併症

- ペースメーカーの合併症に準じます。

看護のポイント

- ICD/CRTの適応患者は心機能が悪く、わずかな状況の変化でも心不全をきたしてしまうことがあり、バイタルサインの変化には十分な注意が必要です。
- CRTでは左室リードがなかなか入らないため時間がかかることがあり、それに伴い出血量が多くなったり、術野が不潔になる可能性があります。時間がかかると術者はそういった点への注意が散漫となる可能性もあり、看護師が冷静に状況を伝えることも重要です。

プラスα　知っておきたい最新の治療技術

1. 生体吸収性スキャフォールド（BVS）

- 冠動脈に留置されるステントは、金属性（ステンレススチール・コバルト合金・プラチナ合金など）であり、金属が永久に血管内に残ります。それに対して、生体吸収性スキャフォールド（bioresorbable vascular scaffold：BVS）は、ポリラクチド（ポリ乳酸）という生体適合性が証明されている物質（主に吸収性縫合糸など体内に留置される医療機器に使用されている）で構成されており、血管を内側からサポートしながら約2年で体内に吸収されます。
- このようにBVSで治療された血管には金属性の留置物が残らないため、最終的には治療を必要としない血管のように動き、曲がり、拍動し、拡張することが期待されています。

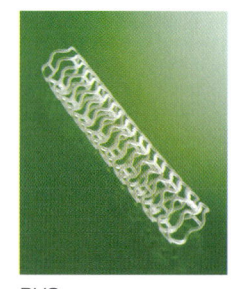

BVS

2. 経カテーテル的大動脈弁植込み術（TAVI）

- 大動脈弁狭窄症（aortic stenosis：AS）は、高齢化に伴い増加しつつある心臓弁膜症の1つです。
- 標準治療の外科的弁置換術では胸を大きく開き、人工心肺を用いて心停止下で弁置換を行う必要がありますが、リスクが高く手術困難な患者も存在することから、経カテーテル的大動脈弁植込み術（transcatheter aortic valve implantation：TAVI）が開発されました。
- カテーテル挿入部位としては主に大腿動脈・心尖部などが用いられます。
- まずバルーンカテーテルで大動脈弁をある程度拡張してから、折りたたまれたカテーテル弁を大動脈弁の位置まで運搬して留置します。自己弁は取り除けないため、バルサルバ洞内に押しつぶし、その内側にカテーテル弁を植込む（固定する）のが特徴です。
- TAVIの安全性と有効性はいくつかの臨床試験によって検証されています。ここ数年間で爆発的に世界中に広まったTAVIは、手術不適応な重症AS患者にとって有効な選択肢になりつつあり、機器の進歩によって将来の適応拡大が期待されています。

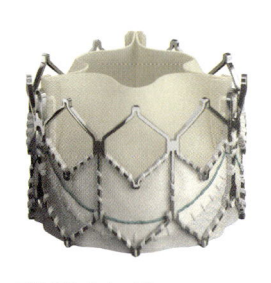

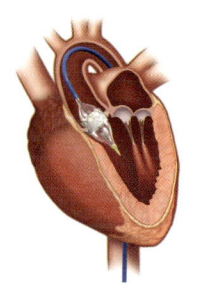

TAVIのイメージ
（写真提供：エドワーズライフサイエンス株式会社）

3. 経皮的腎動脈除神経デナベーション（RD）

- 高血圧に対する治療法は生活習慣の改善と薬物治療が中心ですが、3種類以上の降圧薬の服薬を順守しても、血圧コントロールできない場合があり、治療抵抗性高血圧と分類されています。このような従来の治療では十分にコントロールできない高血圧患者への新しい治療法として経皮的腎動脈除神経デナベーション（renal denervation：RD）が開発されました。

- 経皮的腎動脈除神経デナベーションとは、腎動脈周囲の交感神経を高周波エネルギーで焼灼し、交感神経の亢進を遮断することで、血圧をコントロールする治療法です。その効果は1950年代に外科的交感神経切除術にて示され、近年では電極カテーテルを用いる低侵襲な治療法へと発展しました。治療群と降圧薬のみによる対照群との無作為化試験では、治療群のみで平均32/12mmHgの降圧効果が確認されています。今後のさらなる有効性の評価が期待されています。

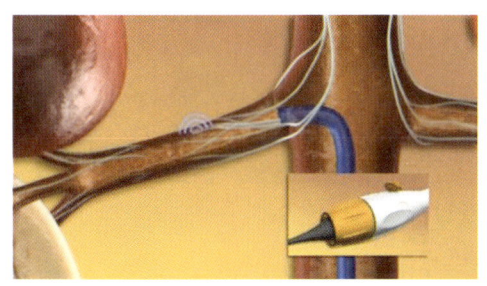

RDのイメージ
（出典：Medtronic, Inc.）

Check!　僧帽弁狭窄症に対する治療法

- ドッグボーン形状のバルーンカテーテルを用いて僧帽弁の狭窄を広げる治療を、経皮的経静脈的僧帽弁交連裂開術（percutaneous transvenous mitral commissurotomy：PTMC）といいます。
- 適応疾患は僧帽弁狭窄症です。
- バルーンカテーテルを大腿静脈から経静脈的に挿入し、心房中隔を穿通させて僧帽弁まで進め、バルーンを拡張して狭窄して僧帽弁を裂開します。

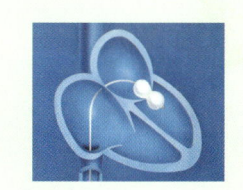

イノウエ・バルーン（バルーン拡張式弁形成術用カテーテル）
（写真提供：東レ株式会社）

Part 3
合併症のアセスメントと対応

1. 末梢血管合併症
2. 心合併症
3. 不整脈
4. 神経合併症
5. 腎合併症
6. 造影剤アレルギー
7. その他の合併症

1 末梢血管合併症

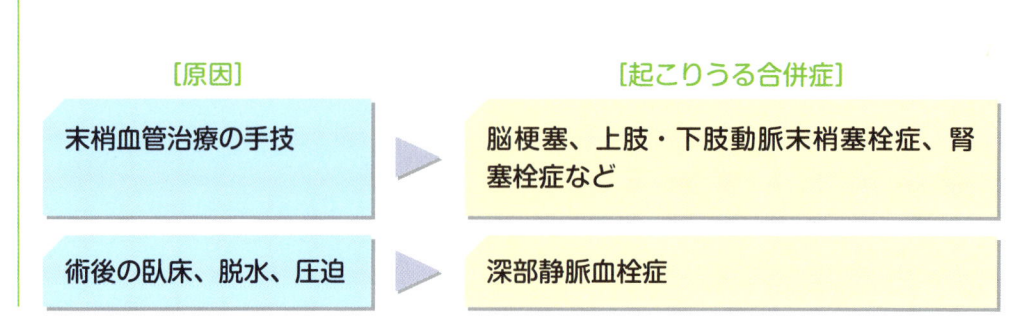

[原因]	[起こりうる合併症]
末梢血管治療の手技	脳梗塞、上肢・下肢動脈末梢塞栓症、腎塞栓症など
術後の臥床、脱水、圧迫	深部静脈血栓症

- どの末梢血管治療（endovascular therapy：EVT）の手技においても末梢塞栓症が起こる可能性があります。

▶末梢血管治療が原因の合併症

原因となる手技	主な合併症
頸動脈ステント留置術	脳梗塞
鎖骨下動脈ステント留置術	上肢の末梢塞栓症、椎骨動脈領域の脳梗塞
腎動脈ステント留置術	末梢の腎塞栓症
閉塞性動脈硬化症でのEVT	末梢の下肢動脈塞栓症

①脳梗塞

症状など

- 脳梗塞では四肢のしびれや脱力、ろれつが回らなくなるなどの症状が出現します。
- 術中、術直後に多くみられますが、術後24時間以内に症状が出現することが多いといわれています。

対応

- 頭部CTやMRIで鑑別し診断します。
- 保存的加療となることが多いです。

②腎塞栓症

症状など

- 腎塞栓症では腎機能低下がみられます。

対応

- 一度発症してしまうと対応が困難であり、保存的加療となることが多いです。
- フィルターなどのdistal protectionを用いることにより予防できる場合があります。

③上肢・下肢動脈末梢塞栓症

症状など

- 下肢動脈末梢塞栓症では手指・足趾のチアノーゼなどの症状がみられます。

対応

- 下肢動脈末梢塞栓症に対しては確たる有効な手段はありませんが、血栓吸引や血栓溶解療法などが奏効することもあります。また、手技中にdistal protectionなどを用いることによりこれらの合併症を減らすことができると思われます。

④深部静脈血栓症（DVT）

症状など

- 深部静脈血栓症（deep vein thrombosis：DVT）は、術後の長時間の臥床により誘発されます。また、脱水や長時間の鼠径部の圧迫止血により静脈還流が阻害され血栓形成の誘因となります。
- 下肢静脈血栓症は無症候性のことが多く、血管エコーで発覚することもあります。
- 肺塞栓症の原因となりうるので、その予防は重要です。肺塞栓症を併発すると、胸痛、呼吸困難感などの症状が出現します。
- 肺塞栓症を起こし重症になると、ショックなどをきたします。

対応

- 心エコーで右心系の拡大や、肺動脈CTでの血栓像などで確定診断に至ります。
- ヘパリン、血栓溶解療法、酸素投与が必要です。
- 肺塞栓症を起こして血行動態が破綻した症例では経皮的心肺補助装置（percutaneous cardiopulmonary support：PCPS→p.64）の挿入を考慮します。

Part 3 合併症のアセスメントと対応

2 心合併症

[原因] ガイドワイヤーの挿入、バルーンの拡張 ▶ [起こりうる合併症] 冠動脈解離、冠動脈穿孔、心タンポナーデ

①冠動脈解離

症状など
- 冠動脈解離により冠血流が悪化すると心筋梗塞の原因となります。
- 胸痛が生じたり、心電図でST上昇をきたす場合があります。

対応
- 予防はガイドワイヤーの慎重な操作につきます。
- 冠動脈解離に対してはステントを留置しbail outすることが可能ですが、解離が末梢冠動脈に及ぶとステント留置が不能となることもあります。その場合には大動脈内バルーンパンピング（intra-aortic balloon pumping：IABP→p.59）挿入が必要となることが多いです。

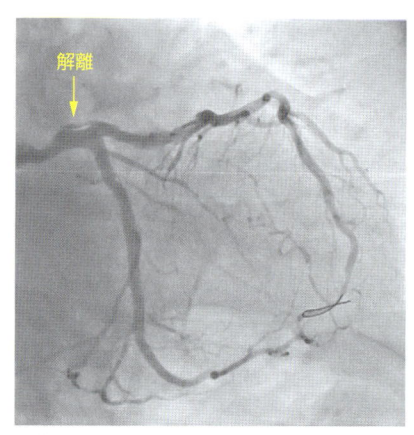

冠動脈解離

②冠動脈穿孔

症状など
- 冠動脈の穿孔はバルーンの拡張によるものと、ガイドワイヤーの先端によるものがあります。
- 心タンポナーデをきたすと、ショック、血圧低下、冷汗などがみられます。

対応
- バルーンの拡張により冠動脈穿孔が発症した場合には、プロタミンでヘパリンを中和させた後に、バルーンで穿孔部位を5〜10分間拡張すると修復されることが多いで

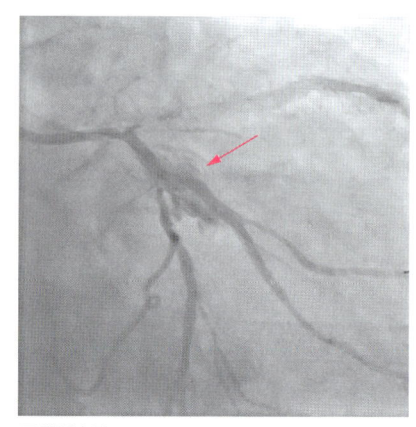

冠動脈穿孔

す。その際には血栓形成に注意します。
- それでも修復されなければカバードステントの留置を考慮します。
- ガイドワイヤーによる穿孔の場合も、まずはプロタミンでヘパリンを中和します。
- 穿孔よりも少し中枢側をバルーンで閉塞して修復するのを待ちます。
- これでも改善しなければマイクロカテーテルなどを用いて、穿孔部位に脂肪組織を注入して、人為的に塞栓して止血することが必要となる場合があります。

③心タンポナーデ

症状など
- 冠動脈穿孔が起こった場合には、心タンポナーデをきたすことがあります。
- 脈拍数、血圧の観察が重要です。脈拍数の増加と血圧の低下をきたした場合には心タンポナーデを念頭に置きます。

対応
- ただちに心臓エコー検査を施行して心嚢液の有無を確認します。
- 心嚢穿刺が可能なスペースがあれば、ただちに心嚢穿刺を施行します。通常であれば、心嚢穿刺後はすみやかに血圧、脈拍が回復します。
- 出血量が多い場合には輸血も考慮します。

Column　心嚢穿刺

心嚢液の貯留を認めた場合は、すみやかに心嚢穿刺を行い、心タンポナーデを解除する必要があります。

心嚢液の貯留が大量もしくは急激に起こると、心臓の拡張を阻害し拡張不全に陥ります。急激な右心負荷による頸動脈の怒張や心電図では、多くの場合、低電位、頻拍、さらにショック状態と、脈圧が低下した心タンポナーデの状態となり、死に至る危険性が急速に高まります。

心エコー検査で心嚢液の貯留を確認し、心窩部から局麻下に穿刺します。最近のデジタルシネ装置では、心嚢液が貯留した場合、心臓の辺縁と心嚢の区別が可能で透視下に穿刺できます。万が一穿刺針が左室に触れた場合に穿刺ニードルの電位を測定していると心外膜電位を確認できるので安全です。

▶心嚢液貯留の原因

急速にたまる原因	急性上行大動脈解離、心破裂、冠動脈穿孔、胸部外傷
徐々にたまる原因	悪性腫瘍、尿毒症、心膜炎（感染性、膠原病）

3 不整脈

[原因] PCI（経皮的冠動脈形成術）中 → [起こりうる合併症] 発作性上室頻拍、心房細動、心房粗動、心室頻拍、心房粗動など

①発作性上室頻拍、心房細動、心房粗動

症状など
- 動悸がみられます。

対応
- 発作性上室頻拍、心房細動、心房粗動は自然停止する場合もありますが、停止しない場合にはワソラン®などの薬物療法を考慮します。

②心室頻拍、心室細動

症状など
- 動悸や意識消失、けいれんがみられます。

対応
- 心室頻拍は血行動態の破綻などがみられる場合には、ただちにDC shockが必要となります。
- 心室細動が起きると呼吸停止、ショックとなり、ただちにDC shockが必要となります。その後は予防のためにキシロカイン®、アンカロン®を投与することもあります。
- 重症不整脈が起こった症例では、すみやかな対応とその原因についての検索が必要です。
- 心筋梗塞への緊急冠動脈形成術の際には、再灌流時に重症不整脈が起こることがあります。
- 薬物療法はもちろん、薬剤抵抗性の場合には一時的ペーシングを比較的早いレートで行うと重症不整脈の予防になります。
- 血行動態が破綻している場合にはIABPやPCPSの挿入が必要となります。
- 待機的冠動脈形成術の際には、カテーテル先端が冠動脈入口部にwedgeすることによって心室細動などの重症不整脈が誘発される場合があります。wedgeした場合にはカテーテル先の圧が低下するので、カテーテルを少し引き抜くなどの操作が必要です。
- 術者はどうしても手技に集中してしまいがちになるので、周囲のコメディカルも患者の血圧、脈拍などのモニターに注意を払う必要があります。

4 神経合併症

[原因] → [起こりうる合併症]

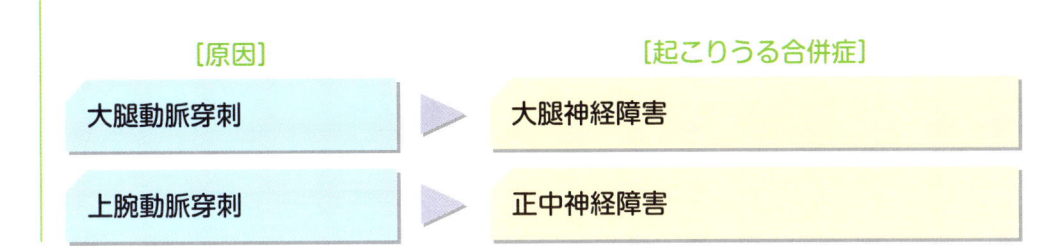

大腿動脈穿刺 → 大腿神経障害

上腕動脈穿刺 → 正中神経障害

症状など

- 大腿神経障害や正中神経障害があり、前者は大腿動脈の穿刺の際に、後者は上腕動脈の穿刺の際に起こりうる合併症です。
- 定期的症例での大腿動脈の穿刺で神経障害が起こることは非常にまれと思われます。緊急にPCPSの挿入時など、脈拍があまり触れないで穿刺してしまうと神経障害が起こりえます。
- 下肢の脱力や感覚障害などの症状が起こりえます。

対応

- 上腕動脈の穿刺が難渋した際に、患者が手のしびれを訴えた場合は、穿刺針が神経を損傷している可能性を考えます。無理をせずに穿刺部位の変更を考慮すべきです。術後も手先のしびれ感や疼痛が持続する症例もあり、これらは正中神経損傷を疑うべきです。
- 保存的加療により1か月くらいで軽快する症例もありますが、改善しない場合には神経内科へのコンサルトを考慮します。
- 基本的には神経障害に対しては確固たる治療法はなく、保存的加療となることが多いです。

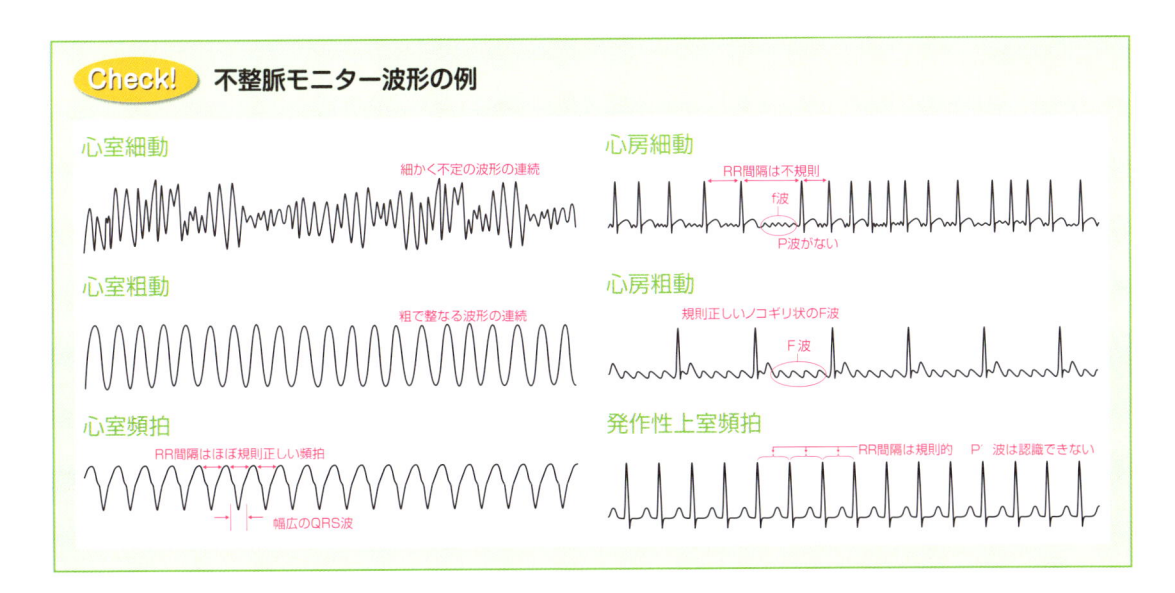

Check! 不整脈モニター波形の例

心室細動 — 細かく不定の波形の連続

心房細動 — RR間隔は不規則、f波、P波がない

心室粗動 — 粗で整なる波形の連続

心房粗動 — 規則正しいノコギリ状のF波、F波

心室頻拍 — RR間隔はほぼ規則正しい頻拍、幅広のQRS波

発作性上室頻拍 — RR間隔は規則的、P'波は認識できない

5 腎合併症

[原因] → [起こりうる合併症]

造影剤の直接の腎障害 → 造影剤腎症

カテーテル操作 → コレステロール塞栓症

①造影剤腎症

症状など

- 造影剤投与後3日以内の血清クレアチニン値が、投与前に対し25％以上または0.5mg/dL以上増加するものを造影剤腎症といいます。
- はっきりとした症状はみられません。

対応

- 腎機能低下例や高齢者、脱水状態、糖尿病症例では造影剤腎症を念頭におきます。使用する造影剤量を可及的に少なくすることと、術前の補液が肝要です。
- 造影剤腎症から急性腎不全を発症した場合には、一時的に血液透析を余儀なくされる場合もあります。

②コレステロール塞栓症

症状など

- 大動脈に付着しているプラークがカテーテル操作により末梢の塞栓をきたすことが原因と考えられています。
- コレステロール塞栓症では、腎臓に起こると腎機能の悪化、足に起こると足趾先端のチアノーゼ、採血の好酸球上昇がみられます。
- 術直後に限らず、術後数週間してから発症する症例もあります。

対応

- 確定診断には足先の皮膚生検が有用な場合があります。
- 治療は腎機能の悪化に対しては補液、またステロイドを投与することもあります。
- ときには血漿交換が有用な場合があります。

6 造影剤アレルギー

[重症度]		[起こりうる合併症]
軽症	▶	軽い皮疹や瘙痒感
重症	▶	スティーブンジョンソン症候群
超重症	▶	アナフィラキシーショック、心停止

重症度に応じてさまざまな症状を呈する

症状など

- 軽い皮疹や瘙痒感程度のものから、重症となるとスティーブンジョンソン症候群を発症したり、超重症となると、アナフィラキシーショックからただちに心停止にいたる症例もみられます。

対応

- いずれに対しても、まずは症状やバイタルサインなどの確認が重要です。体幹部での皮疹の有無、胸部聴診による気管支狭窄音の有無、血圧、脈拍を慎重に観察します。
- 造影剤使用開始後まもなくに症状が出現することが多いのですが、まれに、術中や術後やや遅いタイミングで症状が出現する場合もあります。
- 症状がみられた場合には、ただちに抗ヒスタミン薬、ステロイドの静注が必要です。
- アナフィラキシー症例ではボスミン®静注や気管内挿管や心臓マッサージ（胸骨圧迫）などの心肺蘇生術が必要となります。
- 一度造影剤アレルギーの症状を呈した症例では、その後はできるだけ造影剤を使用する検査を控えるべきですが、実臨床では造影剤アレルギー症状出現後も造影剤を使用する検査が必要となる場合があります。検査のリスクなどについて十分なインフォームドコンセントをとることが肝要です。
- そのような症例では、術前からステロイドや抗ヒスタミン薬を予防的に内服することで造影剤アレルギーの症状が出現しない場合や、出現したとしても症状が軽減されることが多いです。
- 血液透析症例では、術後に造影剤除去目的に血液透析を施行します。
- 造影剤アレルギーは、たとえ10回造影剤使用して何ともなかったとしても、11回目に発症することがあります。造影剤を使用する検査を施行する場合には、造影剤アレルギーを常に念頭に置く必要があります。

7 その他の合併症

感染
- 穿刺部からの感染や、不潔操作による感染があります。
- カテーテル検査ないしは治療後に発熱がみられる場合には、採血などを施行して白血球やCRP（C-reactive protein：C反応タンパク）の上昇を確認し、抗菌薬投与を検討します。
- 発熱が治療抵抗性の場合には、感染性心内膜炎の存在を考慮して、心臓エコー検査を施行します。

穿刺部出血、血腫
- 穿刺部の不十分な止血や、術後患者が安静を守れず再出血したことで発症する場合があります。
- 患者が術後安静を守れるか、また、血腫による穿刺部の腫脹の有無などを注意深く観察します。
- 聴診による血管雑音の有無の確認も重要です。
- 仮性動脈瘤（止血部位の血管がこぶのようになること）についても念頭に置き、血管エコーを施行して確認します。仮性動脈瘤が発覚した場合には、エコーガイド下による圧迫止血で整復されることがあります。
- 仮性動脈瘤のサイズが大きい場合には、外科的整復術も考慮します。

ステント血栓性閉塞
- 冠動脈へのステント留置後24時間以内に発症することが多いです。
- 心室細動などの重症不整脈を併発する場合があり、モニター心電図での慎重な観察が重要です。
- 術後、患者が胸痛を訴えた場合には、ステント血栓性閉塞をまず念頭に置きます。
- ただちに12誘導心電図を施行し、ST上昇の有無を確認します。その後、すみやかにカテーテル検査室へ搬送して、ただちに再度血行再建術を施行します。

slow-flow
- slow-flow（スローフロー）とは、PCIによりステント留置を施行して病変部が開大したにもかかわらず、造影剤を注入してもその流速が遅い状態のことをいいます。
- その程度によりTIMI 0～3の4段階に分けることができ（→p.24）、TIMI0～1のことをno-reflow（ノーリフロー）と呼びます。
- slow-flowが出現すると、冠動脈の病変部は拡張されても患者は胸痛を訴え、心電図ではST上昇がみられます。
- 病変部位は既に拡張されているため、基本的には薬物療法による保存的加療となることが多いです。
- IABPの挿入も考慮します。
- 患者の血圧、脈拍、胸部症状の慎重な観察が必要です。
- ニトロプルシドナトリウムやニコランジル（シグマート®）などの薬物を直接冠動脈内に注入することにより改善する場合が多いです。
- 重症例では心筋梗塞を発症する場合もあり、心筋梗塞に伴う重症不整脈の出現がないか、術後の慎重なモニター観察が肝要です。

Part 4
心臓カテーテル看護

1. 心臓カテーテル看護の全体像
2. 心臓カテーテル検査・治療前の看護
3. 心臓カテーテル検査・治療中の看護
4. 心臓カテーテル検査・治療後の看護
5. 心臓カテーテル室での工夫と注意点
6. 緊急カテーテル検査・治療の看護

Part 4 心臓カテーテル看護

1 心臓カテーテル看護の全体像

心臓カテーテルを受ける患者にとって、看護師はそのところどころで重要な役割を担っています。
外来から入院までは検査・治療の説明と患者アセスメントが必要であり、カテーテル室では全体の進行を見守りながら患者の対応を行います。カテーテル後は合併症の有無を確認しながら、退院まで主に患者指導にかかわります。

外来受診からカテーテル決定までの流れ

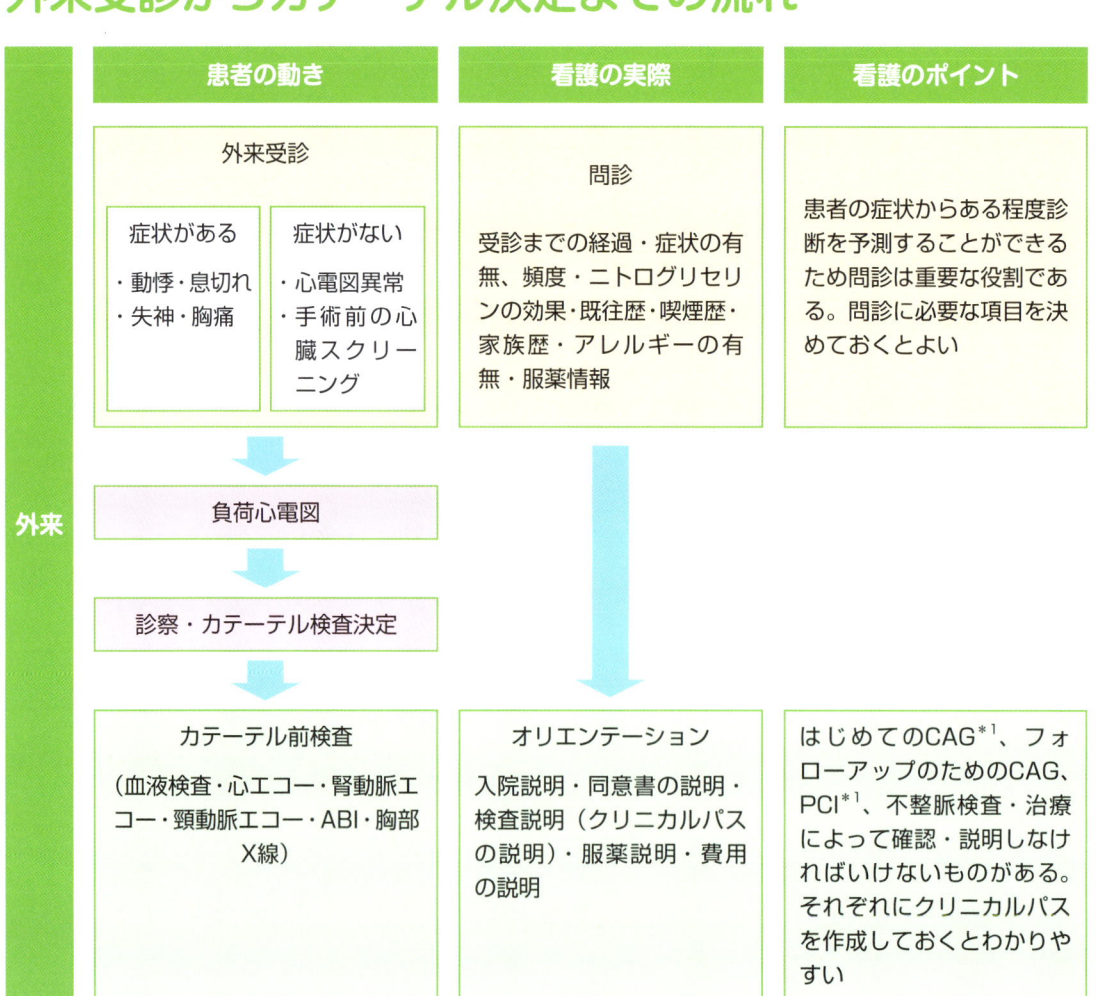

外来

患者の動き	看護の実際	看護のポイント
外来受診 症状がある ・動悸・息切れ ・失神・胸痛 症状がない ・心電図異常 ・手術前の心臓スクリーニング	**問診** 受診までの経過・症状の有無、頻度・ニトログリセリンの効果・既往歴・喫煙歴・家族歴・アレルギーの有無・服薬情報	患者の症状からある程度診断を予測することができるため問診は重要な役割である。問診に必要な項目を決めておくとよい
↓ **負荷心電図** ↓ **診察・カテーテル検査決定** ↓		
カテーテル前検査 （血液検査・心エコー・腎動脈エコー・頸動脈エコー・ABI・胸部X線）	**オリエンテーション** 入院説明・同意書の説明・検査説明（クリニカルパスの説明）・服薬説明・費用の説明	はじめてのCAG[*1]、フォローアップのためのCAG、PCI[*1]、不整脈検査・治療によって確認・説明しなければいけないものがある。それぞれにクリニカルパスを作成しておくとわかりやすい

*1 CAG（coronary angiography [arteriography]：冠［状］動脈バイパス術）
*2 PCI（percutaneous coronary intervention：経皮的冠［状］動脈形成術）

入院から検査・治療、退院までの流れ

		患者の動き			看護の実際	看護のポイント
		CAG（冠動脈造影）	PCI（経皮的冠動脈形成術）	不整脈検査・治療		
検査・治療前	書類	検査の同意書	治療の同意書	治療の同意書、鎮静をする場合の同意書、行動制限に対する同意書	同意書の確認、医師からの説明の確認	同意書のサイン、印鑑、治療の内容が書かれているか確認する必要がある
	家族		来院	来院	来院時間の確認	
	検査		心電図	心電図、経食道エコーなど	検査オーダー、実施の確認	
	前処置	更衣、血管確保、腎機能の結果を見て前負荷の点滴、必要に応じて除毛、膀胱留置カテーテル挿入			点滴、検査・治療前の注射のオーダー確認、血管確保、除毛、尿道留置カテーテル挿入、服薬確認	外来で受けた説明の確認、不安・心配なことがないか声かけが必要
		心臓カテーテル検査室での看護				
検査・治療後から退院まで	止血安静	橈骨動脈穿刺・上腕動脈穿刺の場合は安静度はなくフリー、止血器具のプロトコールにそって減圧	数時間の安静が必要、穿刺部位によって安静度が変わる	鼠径部の穿刺のため4時間はベッド上安静が必要	バイタルサイン測定、止血器具の減圧、穿刺部の観察、DVT予防（弾性ストッキング、フットポンプ）	穿刺部位、シースサイズにより安静度が異なる。同一体位による苦痛は大きいので安静時間、体位についての助言が必要。穿刺部からの出血、腫脹、止血部位より末梢の循環状態、動脈触知、チアノーゼの有無などの観察が重要である
	検査		PCI直後の12誘導心電図、モニター心電図の装着、3時間後の採血	治療後の12誘導心電図、モニター心電図の装着（退院まで）		
	指導	服薬指導 栄養指導 必要に応じて心臓リハビリテーション（運動指導）	服薬指導 栄養指導 心臓リハビリテーション（運動指導）	服薬指導 栄養指導	退院指導 心臓リハビリテーションではモニター観察、患者の状態観察、退院後の生活指導	入院時の患者情報、生活習慣、検査結果から退院後の生活習慣の改善点を個別に指導する

> 入院からカテーテルの準備、カテーテル室への申し送りなどの不備がないように、当院ではチェックリストやフローシートを作成し使用しています。

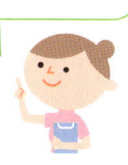

Part 4 心臓カテーテル看護

▶心臓カテーテル検査・治療前後の観察記録表

当日　翌日　　　　　　　　Cardiac FLOW

身長／体重　アレルギー　前処置　必ずチェック!!

ID
身長　　　　cm
体重　　　　kg

_　　号室　　　　　　殿　　歳　　年　　月_

検査・治療項目	穿刺部位	前処置	済	アレルギー
□CAG　□AOG　□右心　□サンプリング	□BA（右　左）	□入院時採血	レ	□造影剤
□PCI　□STAND-BY　□IABP	□RA（右　左）	□治療前ECG		□イソジン
□PMI（　PMI　ICD　CRT）□T-P	□FA（右　左）	□KN1負荷		□アルコール綿
□PTMC　□PTSMA　□IVCフィルター	□内頚V	□ソルコーテフ200mgiv		□キシロカイン
□EPS　□ABL				□

バイタルサインが書いてあるか確認すること

	時間	前	帰室　　　　　　分	後　時間	後　時間
		：	：	：	：
BP		/	/	/	/
KT　　P		℃　　bpm	℃　　bpm	℃　　bpm	℃　　bpm
内服		未　済	未　済		
とめ太くん（BA）		A触知　+　±　-	mmHg	mmHg	mmHg	A触知　+　±　-
TRバンド（RA）		A触知　+　±　-	cc out	cc out	cc out	A触知　+　±　-
穿刺部位出血		+　±　-	+　±　-	+　±　-	+　±　-	+　±　-
穿刺部痛		+　±　-	+　±　-	+　±　-	+　±　-	+　±　-
腫張		+　±　-	+　±　-	+　±　-	+　±　-	+　±　-
チアノーゼ		+　±　-	+　±　-	+　±　-	+　±　-	+　±　-
胸痛		+　±　-	+　±　-	+　±　-	+　±　-	+　±　-
動悸		+　±　-			+　±　-	+　±　-
呼吸苦		+　±　-			+　±　-	+　±　-
T　　腹痛		+　±　-			+　±　-	+　±　-
F　　足背A右		+　±　-			+　±　-	+　±　-
I　　足背A左		+　±　-	+　±　-	+　±　-	+　±　-	+　±　-
サイン						

止血デバイスは必ず使用したらチェックする

シースを使って残しているとき、部位を含めて、記載する
CAG→4Fr/PCI→RA6Fr は何も書かない
これ以外はシースのサイズを書く（○Fr シース使用）
シースにチェック→シースが残っているときのみ

以前の病歴・治療
今回までの経過
などが記載

外来，病棟で記入

止血デバイス
□アルジメルト　☑アンジオシール
シース
□　7　Fr　右RA　使用・・など

ステントの詳しいサイズは書かなくてよい

《結果》

ex)⑦POBA後　XIENCE×2imp
　　　　＋後拡張　・・・
　　カテ中HR↓にて硫アト1A　使用・・
　　　⑧fail・・GWクロスせず終了・・etc

《VS》
　　HR　　　　SRとかもかく

　AO　／

　　　　　　　　サイン

カテーテル中に起こったことや、検査の結果で決定した指示は、記録に残し、カテーテル係へ伝えること
例えば・・・
三枝病変で、入院継続、点滴の指示
ヘパリン4mL／hで開始など・・
安静度も確認する

血圧が高いときも減圧時間が延長したりするため、記載する
使用した薬剤があればそのことも書く

ⓒ湘南鎌倉総合病院

2 心臓カテーテル検査・治療前の看護

循環器科を受診する患者の多くは、心臓に問題を抱えて来院する。検査や治療内容に不安を感じる人は多く、わかりやすく説明することが必要です。
本項では外来受診から検査が決定するまでの流れと、入院、検査・治療のオリエンテーションについて解説します。

外来受診時

- 患者は疾患への不安をもって受診するので、不安の表出を図ることが重要です。ゆっくり相手の気持ちを引き出すように接します。

1 問診

- 問診では受診の目的を把握することが重要です。自覚症状の有無や家族歴など、受診までの経過から医師がある程度の診断が予測できるような内容を聴取します。
- 造影剤アレルギーが出現した場合、重篤な状態に陥ることがあります。また、消毒薬、局所麻酔薬に含まれるヨードやアルコール、リドカイン塩酸塩（キシロカイン®）でもアレルギー反応を起こす人がいるので、事前の聴取が必須となります。

▶主な問診内容

問診項目		問診時のポイント
①症状	いつから、どのように、どのようなときに症状が出現するのか	症状が出るのは安静時？労作時？　持続時間は？　頻度は？
②常用内服薬	毎日継続して内服しているもの	降圧薬や糖尿病薬の有無は特に重要
③嗜好品	喫煙歴、飲酒	現在（禁煙した場合は過去）の喫煙状況（本数/日、喫煙年数）、飲酒の量と頻度
④既往歴	循環器疾患、高血圧、糖尿病、循環器以外の疾患	高血圧や高脂血症といわれたことがあるか？過去に罹患した疾患
⑤家族歴	両親や兄弟など、循環器疾患の既往がある血縁者がいるか	循環器疾患の既往がある血縁者がいる場合、循環器疾患のリスクが高くなる
⑥アレルギーの有無	造影剤、消毒薬、内服薬、食品、麻酔薬	検査・治療時に使用できない薬品がある場合、変更することがある

2 心電図検査

- 労作時の心電図変化の有無をみるために、負荷心電図をとります（→p.17）。狭心症の場合、症状がないときには心電図変化がほとんどないため注意が必要です。
- 高齢者で下肢の筋力低下や呼吸困難感がある、弁膜症がある、血圧が高すぎるなどの理由で負荷心電図が実施できない場合は、安静時心電図をとります。

3 検査の予約

- 医師の診察により検査結果と合わせて総合的にカテーテル検査が必要と判断された場合、検査の予約をとります。この時点の結果で緊急性があると判断された場合には、当日緊急入院となる場合もあります（→p.146）。

4 入院前スクリーニング検査の実施

- 検査、治療のための入院が決定したら胸部X線、採血、心エコー、足関節上腕血圧比（ankle-brachial index：ABI）、さらに動脈硬化は全身の動脈に起こる危険があるため、頸動脈・腎動脈エコーを行います。

入院・検査前

- 入院が決定した場合、検査前のオリエンテーションを行います。
- 多くの施設ではクリニカルパスを使用して検査・治療について患者に説明します。

1 入院の日時などの確認

- 入院の日時を説明します。入院日数は検査・治療内容により異なります。
- 医師からの説明を受け、検査・治療の同意書、問診書類に記入し、入院中の内服薬を持参するように説明します。
- 治療の場合、家族の付添が必要となるため、治療当日に家族に来院してもらう時間を確認しましょう。
- カテーテル検査や治療は治療費が高額となる場合があるため、医療費限度額やおおよその費用等も説明します。
- 緊急時の連絡先や家族構成なども事前に聞いておきます。

2 検査・治療内容の確認

- 心臓カテーテル検査、治療の種類によりオリエンテーションの内容が異なります。医師の指示をカルテ上で確認し、内容に応じたクリニカルパスを用いて患者に説明します。
- どのような検査なのか、何を調べるのか、どれくらい時間がかかるのか、検査・治療の危険性や合併症、検査結果など、患者が不安に感じていることは多くあります。特に、はじめて検査・治療を受ける患者はイメージがつきにくいため、理解度に合わせた説明が必要です。

▶心臓カテーテル入院患者情報用紙

```
                カテパス入院患者情報用紙  循環器内科
ID
氏名              様    歳  職業
緊急連絡先
  ┌─────┬────┬─────┬────┐
  │ 氏名 │関係│電話番号│備考│
  ├─────┼────┼─────┼────┤
① │     │    │        │    │
② │     │    │        │    │
③ │     │    │        │    │
④ │     │    │        │    │
  └─────┴────┴─────┴────┘

家族構成          身体情報
                  身長：
                  体重：

嗜好品            既往歴・アレルギー・その他
喫煙歴： 有・無   アレルギー： 有・無
  才から 才まで
      本／日
飲酒  無
   ／日 付き合い程度

          20  /  /   サイン：
```

> 緊急時にすぐに連絡がつく人（2人分）を確認しておく。

> 聴取した内容は電子カルテに取り込む。電子カルテが開けないなど、トラブル時にも対応できるよう紙面に残しておく。

©湘南鎌倉総合病院

▶心臓カテーテル検査のクリニカルパスの例（医療者用）

経皮的冠動脈形成術（BA・RA 穿刺）スタッフ用 クリニカルパス

> 説明のうえ同意を得たら患者本人にサインをしてもらう。コピーをとり、入院時に1部を患者に渡す。

> 担当者のサイン

©湘南鎌倉総合病院

Part 4 心臓カテーテル看護

▶外来での入院・検査説明の様子

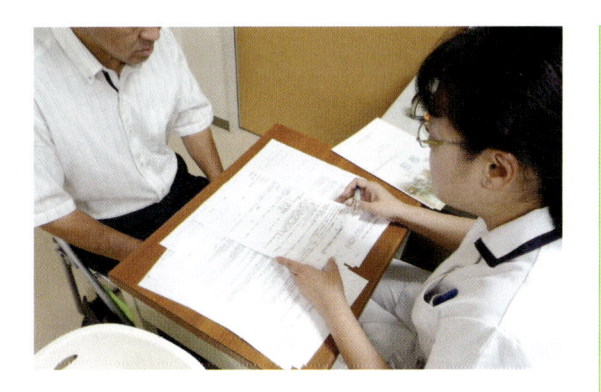

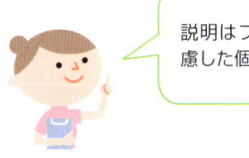

説明はプライバシーに配慮した個室で行います。

▶心臓カテーテル室で行われる主な検査、治療

- 左心カテーテル検査：CAG（冠動脈造影）
- 右心カテーテル検査
- PCI（経皮的冠動脈形成術）
- PTA（経皮的血管形成術）
- CAS（頸動脈ステント留置術）
- PTRA（腎動脈ステント留置術）
- PTAV（経皮的大動脈弁形成術）
- PTMC（経皮的経静脈的僧帽弁交連裂開術）
- PTSMA（経皮的中隔心筋焼灼術）
- EPS（電気生理学的検査）
- カテーテルアブレーション
- ペースメーカー植込み術
- ICD（植込み型除細動器）植込み術
- CRT（心臓再同期療法）

※湘南鎌倉総合病院の場合

▶心臓カテーテル検査のクリニカルパスの例（患者用）

©湘南鎌倉総合病院

3 食事や内服制限の確認

・検査、治療の直前の食事は制限したり、中止する場合があることを説明します。腎臓保護のために検査・治療前に水・お茶は摂取してもよいですが、それ以外のものを摂取した場合、検査中に嘔気を催したり、急変やアレルギーの出現で嘔吐した際、吐物による誤嚥を起こす危険があることも伝えておきましょう。

4 中止が必要な薬剤の確認

カルシウム拮抗薬　硝酸薬

・内服中の薬を確認します。冠攣縮性狭心症の疑いでエルゴノビン（もしくはアセチルコリン）負荷試験を行う場合（→p.40）、カルシウム拮抗薬、硝酸薬を内服していると攣縮が誘発されにくい場合があるので、中止の必要性を説明します。ただし、薬効評価のために内服下でエルゴノビン負荷をかけることもあるため、事前に医師の指示を確認します。

糖尿病薬

・糖尿病の既往歴のある患者がカテーテル検査・治療を受ける場合は、服用中の糖尿病薬を確認します。検査・治療前は食止めとなることがあるため、糖尿病薬を内服していると低血糖になる可能性があります。検査前は内服をしないように、また、インスリンを打っている場合も検査前は打たないように説明します。

・特にビグアナイド系糖尿病薬は造影剤と相互作用があり、内服すると造影剤の排出が悪くなり、乳酸アシドーシスを起こすことがあります。また、腎機能の低下をきたす危険があるため、検査前後48時間は休薬する必要があります[1]。

5 内服が必要な薬剤の確認

・PCIの場合、事前に抗血小板薬2種が処方されている（dual antiplatelet therapy：DAPT、抗血小板薬2剤併用療法）ため、普段からきちんと内服していたか、治療前に内服したかどうかを確認しましょう。

▶エルゴノビン・アセチルコリン負荷試験時に中止する薬剤の例

薬剤名	一般名（代表的な商品名）
カルシウム拮抗薬	アムロジピンベシル酸塩（アムロジン®、ノルバスク®） ベニジピン塩酸塩（コニール®） アゼルニジピン（カルブロック®） シルニジピン（アテレック®） ジルチアゼム塩酸塩（ヘルベッサー®） ニフェジピン（アダラート®）など
硝酸薬	一硝酸イソソルビド（アイトロール®） 硝酸イソソルビド（ニトロール®、フランドル®テープ） ニトログリセリン（ニトロダーム® TTS®）など
冠拡張薬	ニコランジル（シグマート®） ジピリダモール（ペルサンチン®）など
多剤配合薬	アムロジピンベシル酸塩・アトルバスタチンカルシウム水和物（カデュエット®） バルサルタン・アムロジピンベシル酸塩（エックスフォージ®） カンデサルタン シレキセチル・アムロジピンベシル酸塩（ユニシア®） イルベサルタン・アムロジピンベシル酸塩（アイミクス®） テルミサルタン・アムロジピンベシル酸塩（ミカムロ®） オルメサルタン メドキソミル・アゼルニジピン（レザルタス®）など

▶ビグアナイド系糖尿病薬の例 ← 休薬が必要

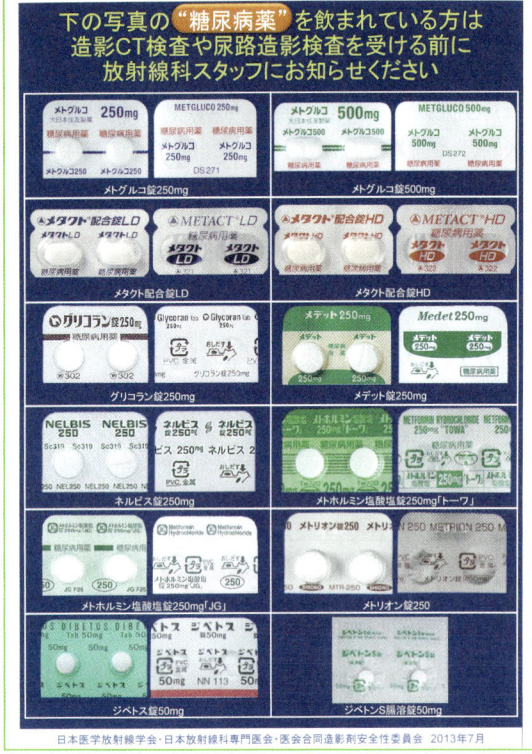

日本医学放射線学会：ヨード造影剤（尿路・血管用）とビグアナイド系糖尿病薬との併用注意について
http://www.radiology.jp/uploads/photos/1187.pdf
（2014年7月25日閲覧）

▶抗血小板薬の例 ← PCI前の内服必要

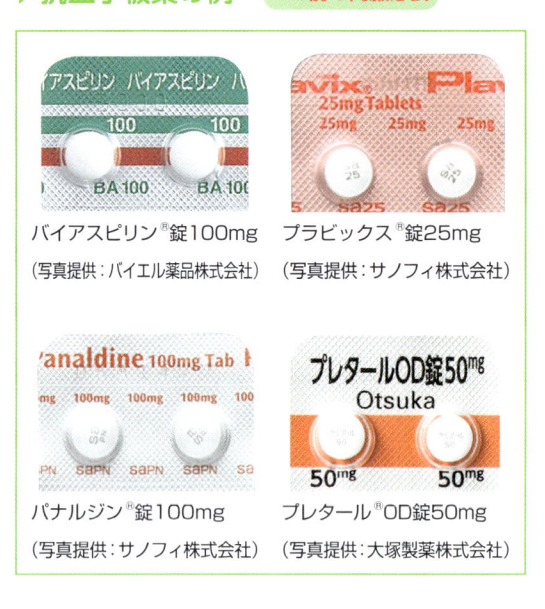

バイアスピリン®錠100mg
（写真提供：バイエル薬品株式会社）

プラビックス®錠25mg
（写真提供：サノフィ株式会社）

パナルジン®錠100mg
（写真提供：サノフィ株式会社）

プレタール®OD錠50mg
（写真提供：大塚製薬株式会社）

> 内服をしていなかった場合、良好な治療結果が得られないことがあるため、治療が延期になることもあります。

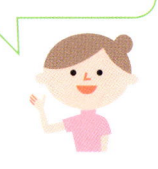

6 穿刺部位の確認

- CAG、PCIの場合、当院では基本的に上腕動脈か橈骨動脈を穿刺しますが、透析のAVシャントがある場合や上腕動脈が閉塞している場合や冠動脈の慢性完全閉塞治療の場合には大腿動脈穿刺となります。
- 冠動脈バイパスグラフト（coronary aortic bypass graft：CABG）後の場合、バイパスをどの血管につないでいるのかによって穿刺部位が異なるので（左内胸動脈→左穿刺、右内胸動脈→右穿刺）、つないでいるバイパスの部位と穿刺部位を確認しておきます。
- 経皮的血管拡張術（PTA）、カテーテルアブレーション、頸動脈ステント留置術（CAS）の場合は鼠径部穿刺となります。

7 動脈触知の確認

- 動脈が閉塞していると穿刺ができないため、指示された穿刺部位の動脈が触知可能か事前に確認します。
- シースのサイズと穿刺部位によって止血時間や安静時間が変わることについて説明が必要です。

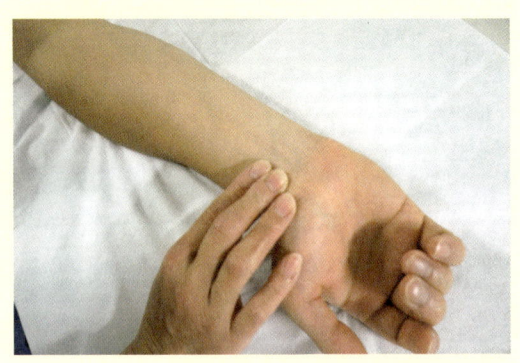

触知が可能でも、血管の狭窄や走行異常がある場合、穿刺部位が変更となることがある。

8 アレルギーの有無の確認

- 喘息の既往や造影剤のアレルギーがある、もしくは疑いがある場合、検査の前日就寝前と検査当日の朝に抗アレルギー薬（ステロイド剤など）を内服するため、薬の処方の有無を確認し、必ず内服するよう説明します。
- 当日カテーテル前にステロイド剤を点滴することもあります。

Column　心臓カテーテルの医療費

退院の会計時に治療費を伝えると高額なことに驚く患者が多くいます。なかには高額な医療費の支払いを気にして検査や治療を受けることを躊躇する人もいるでしょう。

使用するデバイス類の値段は決まっているため、事前におおよその医療費の金額を伝えることは可能です。心臓カテーテル検査のみの場合は自己負担3割の患者で約5～6万円、心臓カテーテル治療の場合は使用するデバイスの種類や数によって変わります。ステントが1個30万円くらい、PCI用ガイドワイヤー、バルーンが1本約5万円で、自己負担3割の患者の場合の合計は30～50万円ほどになります。入院前に必要な情報を提供することで、患者・家族が安心して心臓カテーテル検査・治療が受けられるようなサポートが重要です。

入院・検査当日

①入院時の確認

- 同意書、問診票の確認、持参薬を確認する。

②検査・治療前処置の実施

- 検査室入室前に前処置を行います。当院では処置の抜けがないかをチェックリストを用いて確認をしています。

1 検査前のバイタルサイン、症状の確認

・血圧測定は左右差の有無がないかを確認するため、両上肢で測定します。

2 輸液

・腎機能低下のある患者には、造影剤腎症予防のため前処置として（当院ではeGFR50以下の患者）医師の指示で前日からの輸液を実施することがあります。
・低心機能の場合には輸液速度を制限するなど、輸液の速度指示を守ります。

3 末梢ラインの確保

・穿刺部位と逆側の前腕にとります。
・シャントがある場合や、術後で腕には末梢ライン確保ができないなど、逆側の手にとれない場合は足に確保します。

4 リストバンドの装着

・入院時アセスメントの結果で転倒リスクがある場合、穿刺部位と逆の手にリストバンドを装着します。

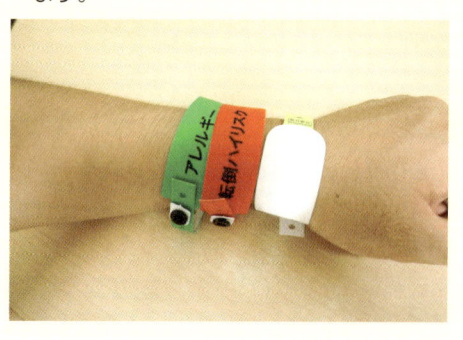

当院では転倒リスクとアレルギーがある患者は、色の異なるリストバンドを装着しています。

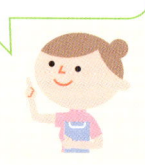

5 心電図モニターの装着とモニタリング

- 不整脈治療で入院した場合、入院時から心電図モニターを装着します。
- ペースメーカー植込みの場合、術野の付近は清潔に保つことが大切です。モニター電極の粘着部分の拭き残しに注意します。

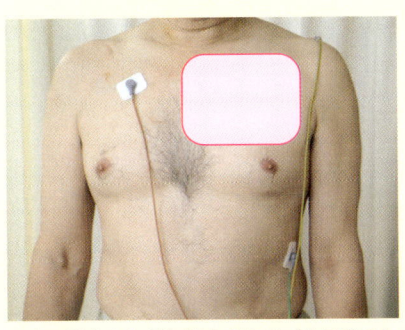

皮膚の発赤やかぶれ等皮膚トラブル予防のため、植込み部位周囲（☐部）にモニター電極を貼ることは禁忌である。

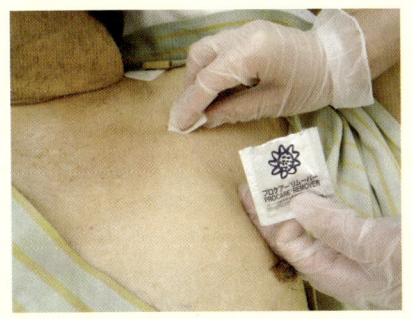

誤って植込み部位に貼ってしまった場合にはこすったりせずに、石けんやリムーバーなどを使用し、肌を傷つけないようにやさしく剥がす。

6 抗菌薬の投与

- ペースメーカー植込み術の場合、治療前後に抗菌薬の点滴が必要となります。
- オーダーを確認し、確実に実施します。

7 採血

- 感染症データの有効期間は3か月間であり、3か月を超えている場合は医師に採血の指示を出してもらいます。スタッフ全員の感染予防のために必須です。
- 事前採血が実施できていない場合は検査前採血の有無を確認します。

8 治療前の心電図

- PCIやカテーテルアブレーション、ペースメーカー植込み術を行う場合は、治療前後での心電図の変化を確認するため、治療前に心電図をとります。

9 造影剤アレルギーがある場合は、前投薬の実施

10 必要時、除毛、尿道留置カテーテル挿入、前張りの貼付

- 鼠径穿刺の場合、鼠径部および必要時には大腿部の除毛を行います。
- 当院では入院後にサージカルクリッパーを使用し、看護師の確認下で実施しています。入院前に自宅で除毛をしてもらうことも可能ですが、患者自身で行うとカミソリなどで皮膚を傷つけてしまうことがあります。特に抗血小板薬を内服している場合には出血が止まらなくなる危険があります。

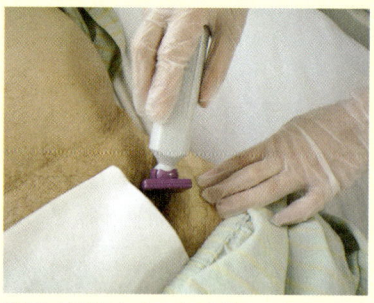

除毛には電気クリッパーを使用。皮膚を傷つけずに除毛が行える。

排尿をすませ、膀胱留置カテーテル挿入またはピストール装着時には前張りを貼付する。

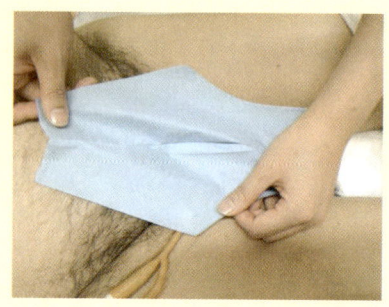

検査直前

①病棟看護師による最終確認

● カテーテル室入室前に再度チェックリストに沿って確認を行います。

▶カテーテル室入室前の確認事項

- 前投薬の投与
- 治療前検査終了の有無
- リストバンドと名前・生年月日
- 検査・治療の同意書・サインの確認
- 除去物の確認：義歯、指輪、眼鏡、肌着、女性は化粧・マニキュア
- 家族の来院
- ライン確保と点滴接続

実施したスタッフおよび最終確認者がサインをし、すべての項目のチェックが終わった時点でカテーテル室へ連絡します。
当院では事故防止のため、入院前の処置でもれがないかをカテーテル入室前にタイムアウトを実施しています。

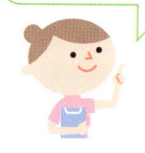

▶入室時チェックリスト

©湘南鎌倉総合病院

②心臓カテーテル室看護師による最終確認

- カテーテル室看護師は検査前に患者の状態、検査結果の情報をとり、注意すべき点を確認しておきます。
- 心臓CTが実施されている場合、狭窄の部位や程度のデータは、検査時の参考となります。
- 過去に検査・治療を実施している場合、今回の検査結果と比べるために過去の結果を調べておきましょう。
- ABI、頸・腎動脈エコーで狭窄の疑いがある場合は下肢・頸部・腎動脈造影を施行することがあります。

▶カテーテル検査前の情報収集のポイント

①採血	腎・肝機能、貧血の有無、炎症反応、感染症の有無
②胸部X線	肺炎像の有無、胸水の有無、うっ血の有無
③心エコー	壁運動低下の有無、弁膜症の有無、心機能
④頸・腎動脈エコー	狭窄の有無
⑤ABI/PWV	ABI低下の有無、動脈硬化の程度
⑥心電図	ST変化、Q波、不整脈の有無

> 当院ではカテーテル検査・治療を予定されている患者の情報収集を前日に行います。上記の必要な情報を前もって書き出しておくことで情報収集に要する時間の短縮化、患者の入室までの時間のスピードアップを図っています。

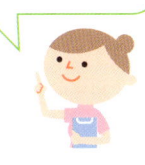

文献

1. 日本腎臓学会, 日本医学放射線学会, 日本循環器学会編著:腎障害患者におけるヨード造影剤使用に関するガイドライン2012. 東京医学社, 東京, 2012:9.

3 心臓カテーテル検査・治療中の看護

ここでは、心臓カテーテル室入室までの準備から、患者入室、検査・治療中の看護・観察のポイント、検査・治療終了後から患者退室までの一連の流れについて、段階を追って説明していきます。

入室前

1 入室準備

- 情報収集用紙（検査伝票、現病歴、心エコー図、頸動脈エコー図、腎動脈エコー図、ABI結果）を確認します。
- 安全に検査・治療を行ううえで、患者の以前治療した冠動脈の部位や残存している狭窄部位、造影剤アレルギーの有無、既往症等を把握することが必須です。急変時にすぐに対応するためにも必要な情報です。

2 必要物品の準備

- 患者の入室前にカテーテルセットを準備しておきます。
- 検査や治療に必要な物品（シリンジや薬剤等）をあらかじめ準備しておくことで、余裕をもって安全かつスムーズに検査・治療を行うことができます。

▶心臓カテーテル検査時の必要物品

①局所麻酔（キシロカイン®）用シリンジ
②ガーゼ
③造影剤注入器用チューブ
④小カップ（ヘパリンのみ入れる）
⑤中カップ（検査時はニトロール®のみ、治療時は造影剤を入れる）
⑥大カップ（ヘパリン入り生理食塩液を入れる）
⑦造影剤注入器用カバー
⑧綿球カップ（イソジン®を入れて準備する）
⑨シース
⑩ガイドワイヤー
⑪診断用カテーテル
⑫トレイ（ヘパリン入り生理食塩液を入れる）

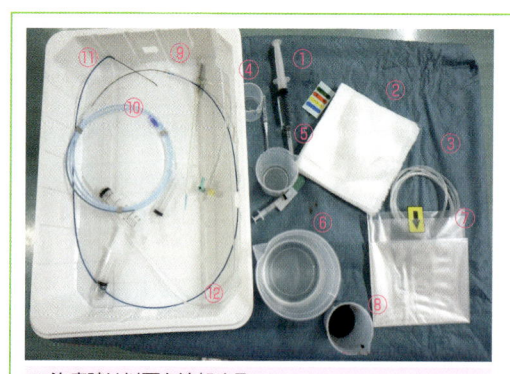

＊治療時は以下を追加する。
- バルーン/ステント拡張器（インデフレーター）
- 延長用チューブ
- 三方活栓

入室時

1 患者の誘導

・看護師は患者を検査室に誘導し、検査台に上がってもらいます。

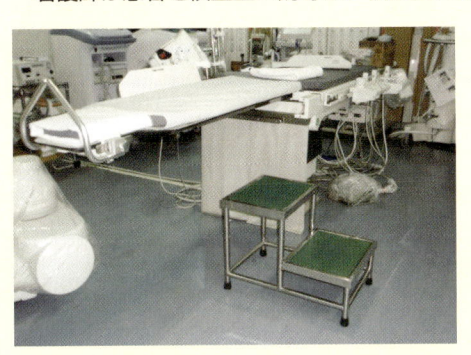

カテーテル検査台（カテ台）は高さがあるため、多くの場合数段のステップを上がる必要がある。

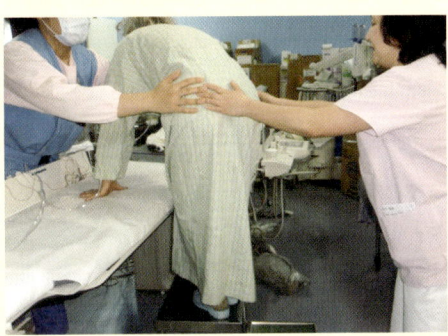

高齢の患者は階段を上る際にバランスを崩しやすいため注意する。

> 当院では看護師と臨床工学技士で検査台を挟むように立ち、検査台からの転落に注意しながら介助しています。

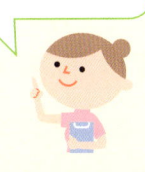

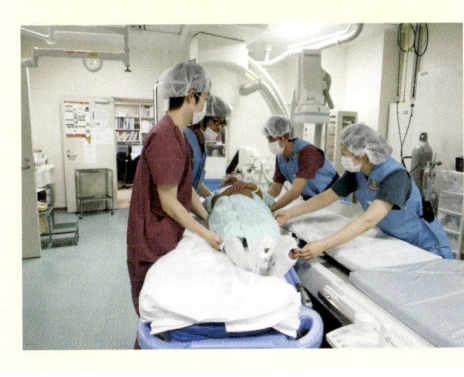

階段を上ることが困難な患者の場合は、ストレッチャーにて移動させる。

2 モニターの装着

・入室後検査・治療中の全身状態観察のため、心電図モニター電極、血中酸素飽和度測定器モニターのプローブを患者に装着します。

3 手技を行う前にタイムアウト MEMO を行う

Part 4 心臓カテーテル看護

▶心臓カテーテル検査前の患者確認

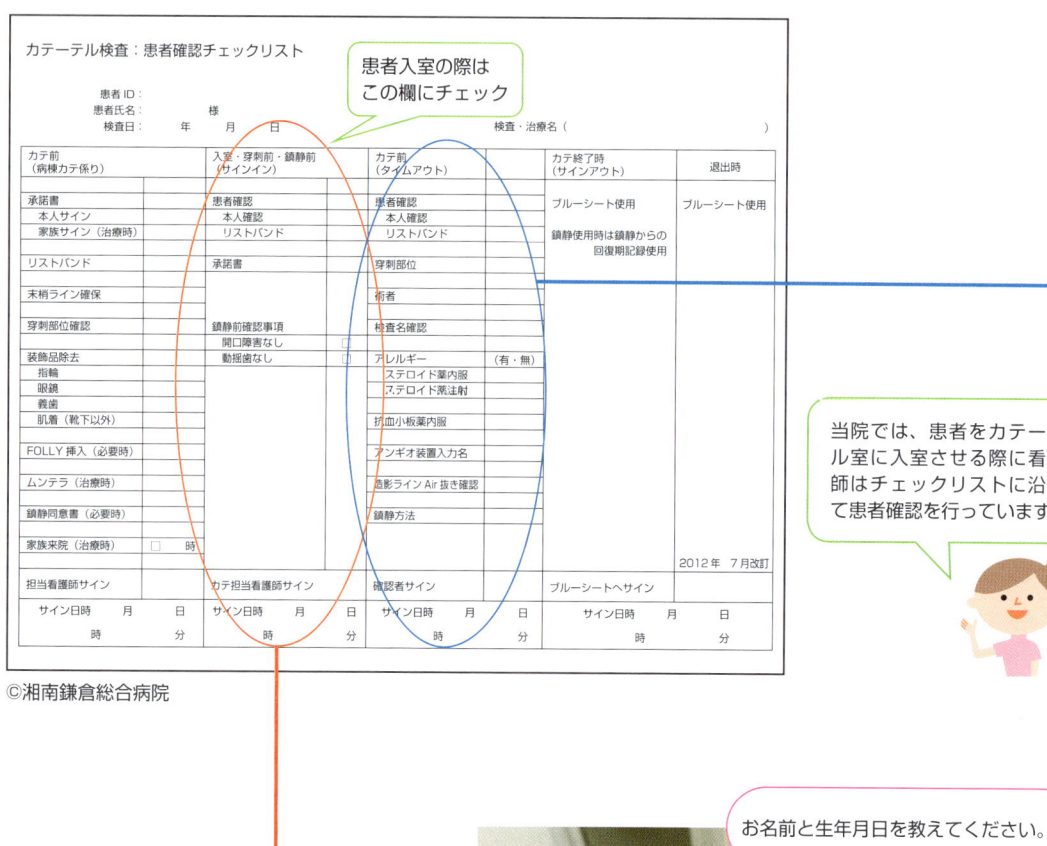

カテーテル検査：患者確認チェックリスト

(チェックリスト表の内容)
- 患者ID：
- 患者氏名：　　　様
- 検査日：　年　月　日
- 検査・治療名（　　　）

カテ前 (病棟カテ係り)	入室・穿刺前・鎮静前 (サインイン)	カテ前 (タイムアウト)	カテ終了時 (サインアウト)	退出時
承諾書 　本人サイン 　家族サイン(治療時)	患者確認 　本人確認 　リストバンド	患者確認 　本人確認 　リストバンド	ブルーシート使用 鎮静使用時は鎮静からの 回復期記録使用	ブルーシート使用
リストバンド	承諾書	穿刺部位		
末梢ライン確保		術者		
穿刺部位確認	鎮静前確認事項 　開口障害なし 　動揺歯なし	検査名確認		
装飾品除去 　指輪 　眼鏡 　義歯 　肌着(靴下以外)		アレルギー　(有・無) 　ステロイド薬内服 　ステロイド薬注射 抗血小板薬内服		
FOLLY挿入(必要時)		アンギオ装置入力名		
ムンテラ(治療時)		造影ラインAir抜き確認		
鎮静同意書(必要時)		鎮静方法		
家族来院(治療時)				2012年 7月改訂
担当看護師サイン	カテ担当看護師サイン	確認者サイン	ブルーシートへサイン	
サイン日時　月　日 　　　時　分	サイン日時　月　日 　　　時　分	サイン日時　月　日 　　　時　分	サイン日時　月　日 　　　時　分	

© 湘南鎌倉総合病院

患者入室の際はこの欄にチェック

当院では、患者をカテーテル室に入室させる際に看護師はチェックリストに沿って患者確認を行っています。

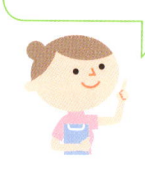

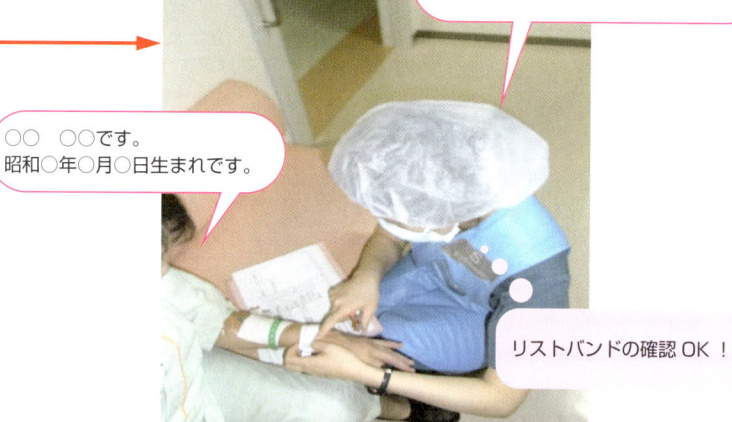

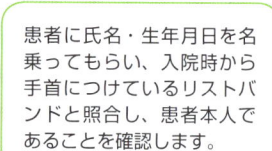

患者に氏名・生年月日を名乗ってもらい、入院時から手首につけているリストバンドと照合し、患者本人であることを確認します。

○○　○○です。
昭和○年○月○日生まれです。

お名前と生年月日を教えてください。

リストバンドの確認OK！

MEMO　タイムアウト

日本医療機能評価機構によると、タイムアウトとは「①執刀直前に、②チーム全員で、③いったん手を止めて、④チェックリストに従って、⑤患者・部位・手技等を確認すること」を意味します。
患者誤認による医療事故を予防するため、侵襲的なケア（カテーテル検査や手術、CV挿入やAライン確保等）を行う際にタイムアウトを行う病院は増えています。

▶タイムアウトの流れ（湘南鎌倉総合病院の場合）

※検査の場合

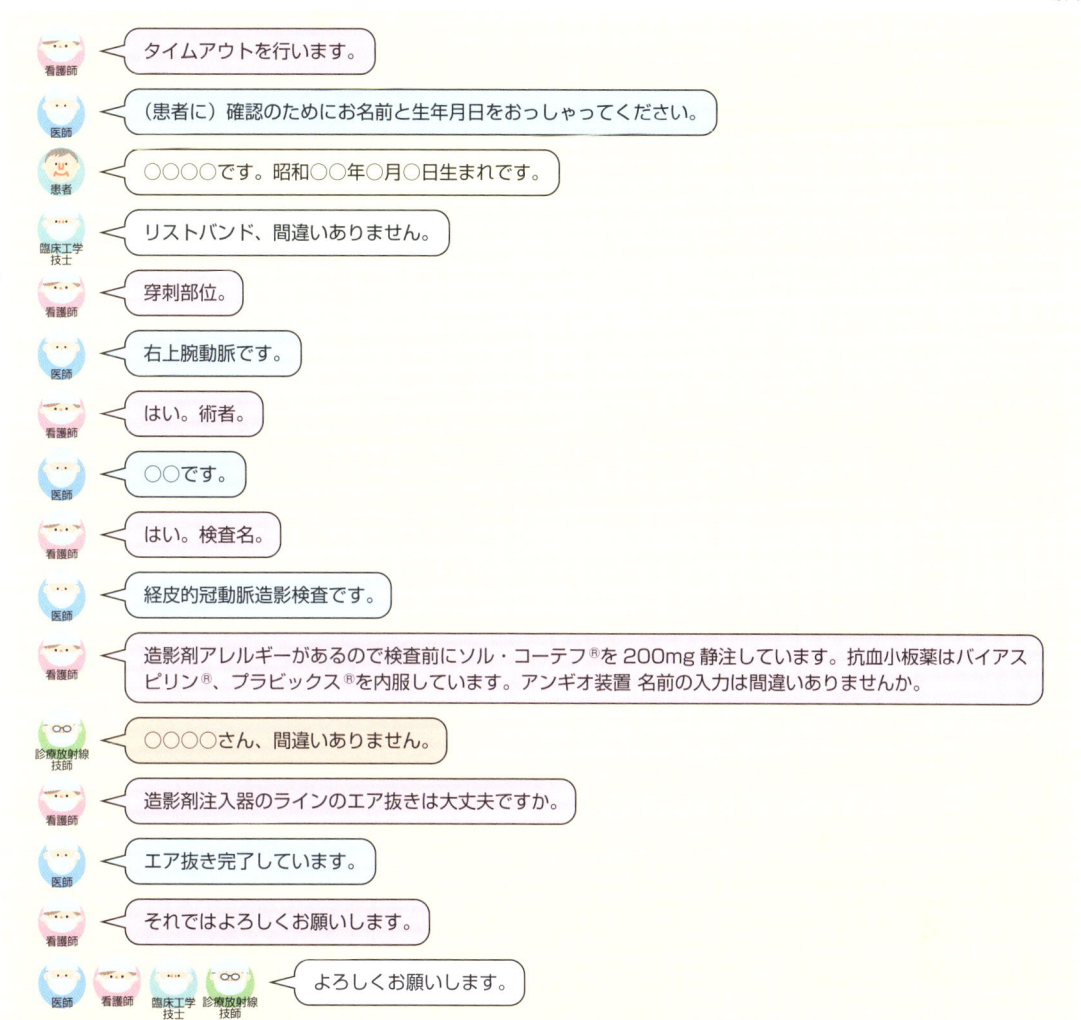

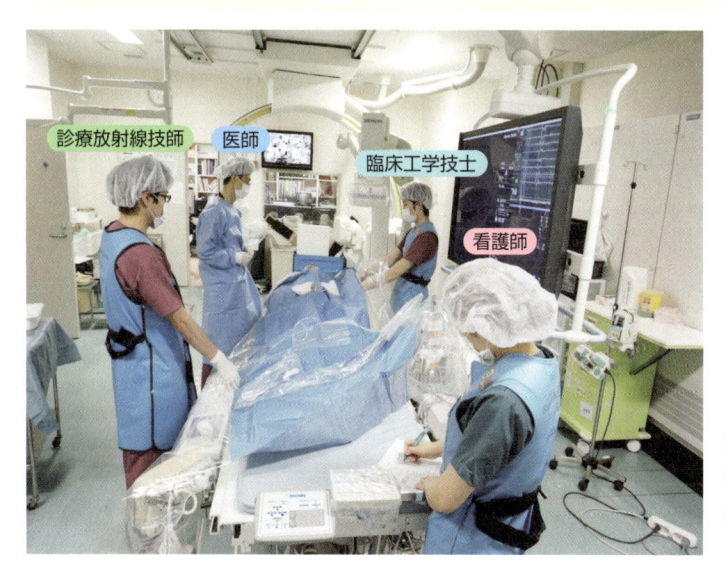

- 看護師：タイムアウトを行います。
- 医師：（患者に）確認のためにお名前と生年月日をおっしゃってください。
- 患者：○○○○です。昭和○○年○月○日生まれです。
- 臨床工学技士：リストバンド、間違いありません。
- 看護師：穿刺部位。
- 医師：右上腕動脈です。
- 看護師：はい。術者。
- 医師：○○です。
- 看護師：はい。検査名。
- 医師：経皮的冠動脈造影検査です。
- 看護師：造影剤アレルギーがあるので検査前にソル・コーテフ®を200mg静注しています。抗血小板薬はバイアスピリン®、プラビックス®を内服しています。アンギオ装置 名前の入力は間違いありませんか。
- 診療放射線技士：○○○○さん、間違いありません。
- 看護師：造影剤注入器のラインのエア抜きは大丈夫ですか。
- 医師：エア抜き完了しています。
- 看護師：それではよろしくお願いします。
- 医師・看護師・臨床工学技士・診療放射線技士：よろしくお願いします。

担当する医師が穿刺部位の消毒や、造影剤注入器のセッティングを行った後、担当スタッフ全員（医師・看護師・診療放射線技師・臨床工学技士）で完全に手を止め、タイムアウトを行う。

4 看護　心臓カテーテル検査・治療中の看護

検査・治療中

- カテーテル検査・治療の流れは、おおよそ 入室 → 消毒 → 局所麻酔 → 穿刺・シース留置 → カテーテル挿入 → 造影・病変部の確認 → シース抜去 → 止血 → 退室 となります。
- 検査・治療中はバイタルサイン、心電図波形や自覚症状の有無についての観察が必要です。

▶心臓カテーテル室看護師が行うこと

①合併症の出現や急変時にすみやかに対処できるよう患者、モニターの観察を行う。
②医師の指示を受け、薬剤・酸素を投与する。
③患者の不安・苦痛を緩和させるよう、必要時に声かけを行う。
④検査・治療中の経過記録の記載。

看護師は遮蔽衝立の所で経過の記録を行っていますが、検査・治療中は患者の表情・様子を観察するため、また急変時に薬剤投与や吸引をする可能性があるため、ピンクの矢印を常に移動しています。

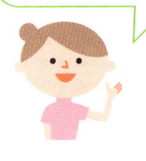

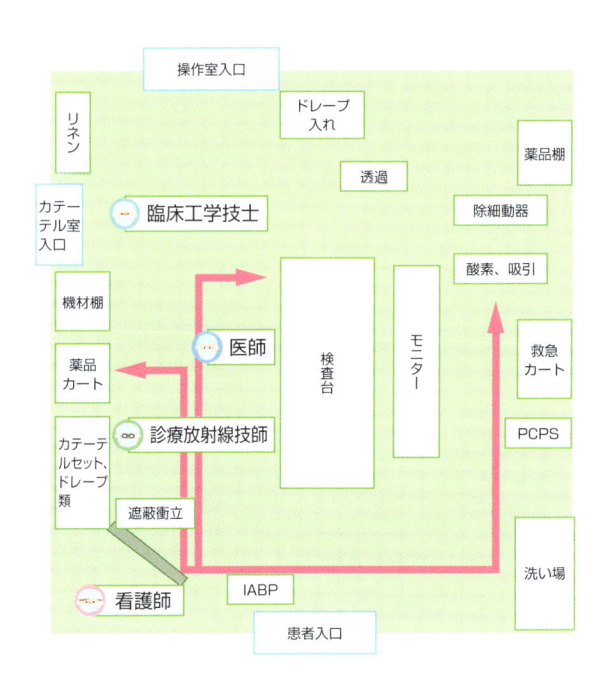

①検査治療中の看護・観察ポイント

1 体位調整

- 医師は穿刺部の消毒後、すぐにドレープや滅菌布をかけるため、穿刺を行う上肢や下肢の調整を行うことが困難となります。消毒を行う前に、穿刺しやすいよう肢位を調整します。

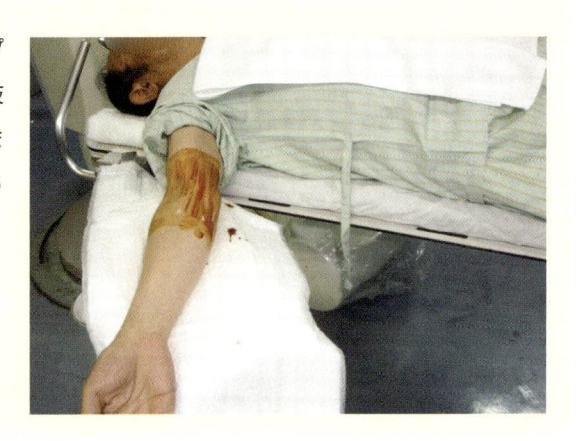

2 脈拍触知の確認

・肢位を調整する際、穿刺部位の脈拍が触れるかの確認も行います。脈拍が触れない場合は動脈穿刺が困難となることが予想されるため、医師に報告し、穿刺部変更について確認します。

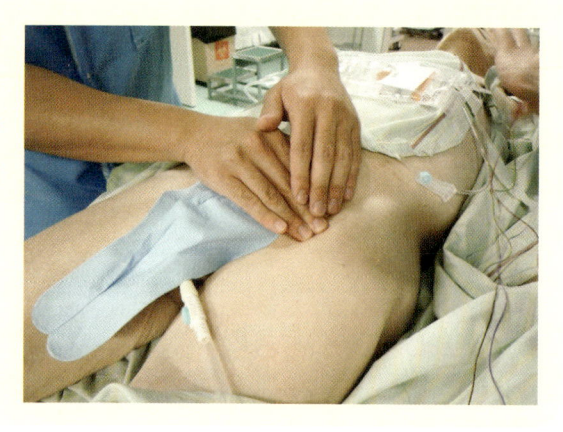

3 羞恥心・寒さへの配慮

・鼠径部を穿刺する場合は、下着はすべて除去され前張りのみとなります。穿刺部消毒後すぐに滅菌ドレープをかけるとはいえ、患者は恥ずかしさと寒さにより大きな苦痛を受けます。
・不必要な露出はさけ、バスタオルで肌を隠すなどの配慮が必要です。

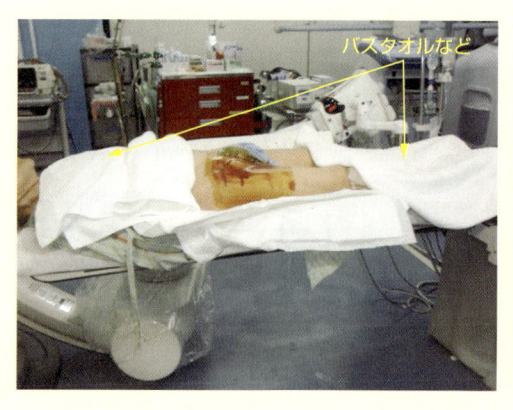

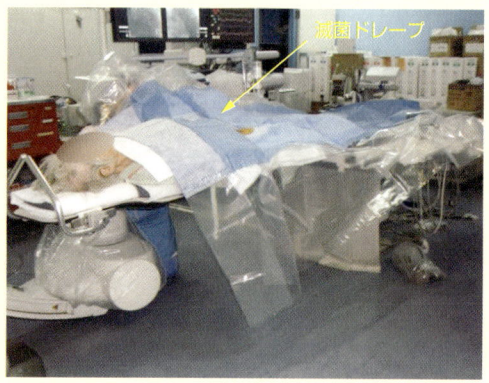

4 体動の制限

・穿刺部を消毒し滅菌布がかけられた後、穿刺部周囲は清潔区域となるため、患者は自由に体を動かすことができません。くしゃみや鼻が痒いなど、何か気になることがあれば、動かずにまず口で知らせるよう説明します。患者がきょろきょろまわりを見たり、もぞもぞ動き出した場合は、早めに声をかけましょう。

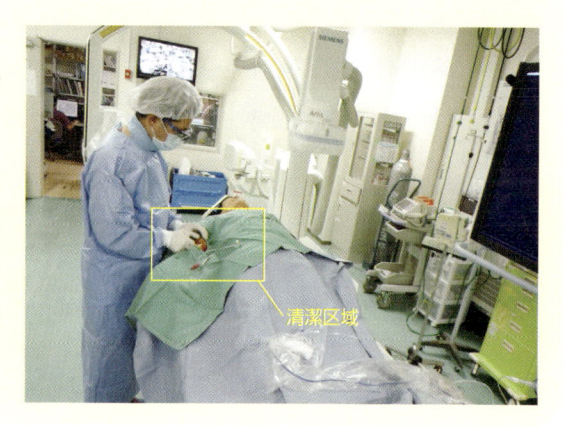

Part 4 心臓カテーテル看護

> **Check!** カテーテルアブレーションの際の体動制限
>
> 　カテーテルアブレーションに用いられているカテーテルは心筋焼灼時約50～60℃の熱を発し、その熱により痛みや熱さが伴います。
> 　当院ではカテーテルアブレーションを予定されている患者には鎮痛・鎮静のための薬剤がルーチンで処方され、カテーテル室入室後鎮静を行い、無意識下で治療が行われます。薬剤使用による呼吸抑制や無意識下で体を動かしてしまう可能性があるため、鎮静と同時に酸素投与を開始し四肢の行動制限を行います。鎮静下での治療となるため、バイタルサイン・客観的な観察がさらに重要となります。

5 声かけ

- 患者は検査・治療前から退院時まで常に緊張し不安を感じています。カテーテル室の雰囲気であったり、局所麻酔・穿刺に伴う痛みであったり、薬剤に対する不快感であったり、検査・治療に対する不安であったりと多種多様です。
- 医師が検査・治療に集中できるように、看護師は患者の表情やモニターから患者の状態を察知して、現在の状況を説明するなど、声かけを行います。
- バルーンを膨らませているとき、ステントを冠動脈に圧着させているときは冠動脈に一時的な虚血が起こるため胸部症状が出現しやすくなります。できれば事前に、『狭いところを風船で広げているので、胸が痛くなることがありますがすぐに治まります。』と声かけを行うことで患者の不安や苦痛は軽減します。

> 声かけのタイミングに決まりはありませんが、患者のところに付きっきりというのは放射線被曝のリスクや手技中の医師が治療に集中できないという点を考慮しても難しいでしょう。さらにバルーンやステントの位置決めの際はわずかな体動がその後の治療すべてに影響する可能性もあり、声かけを避けたほうがよいでしょう。

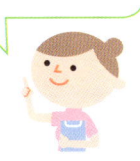

②合併症への対策（→詳細はp.92～100）

- カテーテル検査・治療には合併症のリスクが伴います。いち早く異常に気づき、早期に対応するためには患者の表情・訴えに目や耳を傾ける必要があります。
- モニターを常に監視し、バイタルサインを確認しながら手技の進行を見守ることが大切です。そのため急変時に必要な薬剤投与や医療機器の取り扱いがすぐにできる状況をつくっておきます。

> 合併症を予測し使用する薬剤や対応を知っていることで、落ち着いて行動することができるようになります。

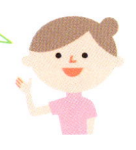

▶カテーテル検査・治療に伴う主な合併症

合併症	症状	看護師の対処方法
迷走神経反射（ワゴトニー）	過度の緊張、痛み刺激、排尿のがまん等が誘因となり、自律神経のバランスが崩れ、徐脈・血圧低下・嘔気が出現する。	・点滴速度を速める。 ・咳払いを促す。 ・医師の指示でアトロピン硫酸塩*を静脈注射する。
アナフィラキシーショック	ヨード系造影剤や局所麻酔によるアレルギー症状から血圧低下、酸素飽和度低下、頻脈をきたしショック状態となる。全身に膨隆疹が出現したり、気道浮腫を起こすことで喘鳴や呼吸困難を生じることもある。	・医師の指示でステロイド剤、抗ヒスタミン薬を静脈注射する。 ・血圧低下がある場合アドレナリン*を投与する。 ・気道確保し酸素投与を行う。場合によっては気管内挿管を行う。
心タンポナーデ	心腔内から心外膜へと血液が漏れ出し心臓を圧迫することで心機能が低下し血圧低下、酸素飽和度低下、呼吸困難感出現、意識レベル低下等が出現する（心源性ショック）。	・医師の指示でヘパリンの拮抗薬を投与する。 ・酸素投与を開始する。 ・医師の指示で昇圧薬を投与する。 ・心エコーで心囊液貯留がみられれば心囊ドレナージを行う。
血栓・塞栓症	カテーテル操作により血栓や空気塞栓が血管内に飛ぶことで脳梗塞や肺梗塞を生じる。梗塞した部位に応じての症状が出現する。	・バイタルサインを確認し医師の指示で薬剤を投与する。
重症不整脈・高度徐脈	カテーテル操作によるものが多く、重症不整脈では意識消失、高度徐脈では血圧低下・嘔気・冷汗等が生じる。	・重症不整脈出現時はすぐに心臓マッサージを開始し、人手を集める。 ・医師の指示で除細動を行う。 ・酸素投与を開始する。 ・医師の指示で薬剤を投与する。 ・高度徐脈時は、体外式ペースメーカーを挿入することもある。
スローフロー・ノーリフロー MEMO1	カテーテル操作や、治療に伴うバルーニングなどの手技によりプラークが遊離し、末梢で閉塞することでスローフロー・ノーリフローが生じる。冠動脈内の血流が遅延・途絶することで胸痛や気分不快、心電図上のST変化が生じる。	・医師の指示によりニコランジル、ニトロプルシドナトリウムを清潔操作で術者・介助者に手渡す。 ・血流が改善されず血圧低下がみられた場合はIABPやPCPS挿入となるため鼠径部の消毒を行う。

＊当院ではアトロピン硫酸塩やアドレナリンに関しては、アンプルの他にプレフィルドシリンジ MEMO2 を採用している。

MEMO1 スローフロー（slow flow：造影遅延）、ノーリフロー（no reflow：再灌流不全）

元の病変部よりも末梢への血流が悪化してしまう状態。原因不明の場合も多いです。

MEMO2 プレフィルドシリンジ

プラスチックのディスポーザブルシリンジに薬剤の溶液が充填された形で包装されています。一刻を争う救急の場面では、アンプルをカットしてシリンジに薬液を吸い上げる時間と手間を節約できるというメリットがあります。また、その作業に伴う薬液への異物混入がないこと、医療スタッフにとっても手・指を注射針で刺したりガラス片で切ったり、といった危険性がないことが利点としてあげられます。

しかし、アンプルと比較し高価であり、すでに包装されているためかさばる、といったデメリットも有します。

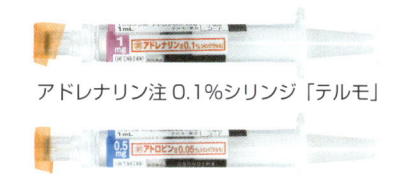

アドレナリン注 0.1%シリンジ「テルモ」

アトロピン注 0.05%シリンジ「テルモ」
（写真提供：テルモ株式会社）

▶アナフィラキシーショック時の対応マニュアル

1．前投薬	1） ⅰ）プレドニン®（5mg/錠）30mg（6錠）/回 ⅱ）ネオマレルミンTR（d-クロルフェニラミンマレイン酸塩：ポララミン®6mg/錠）6mg（2錠）/回 上記2剤を前日夕、当日朝の計2回内服 2）緊急例ではソル・コーテフ®（100mg/V）2Vを生食100mgに溶解し、術前、できるだけ早朝に点滴静注。カテーテル室入室時にポララミン®注（5mg/mL/A）1Aを静注する。 3）血液透析例はカテーテル後早期に透析を行うことを検討。
2．発作時の処置	1）発疹など比較的軽症例を含む症状発現例に対し、 ⅰ）ポララミン®注（5mg/mL/A）1A静注 ⅱ）ソル・コーテフ®（100mg/V）2Vを生食100mgに溶解し、点滴静注 （呼吸困難やショック例では、ソル・コーテフ®よりアドレナリン、ノルアドレナリンなどの投与を優先する） 2）呼吸困難例 ⅰ）アドレナリン注0.1%シリンジ（1mg/mL）0.3mg筋注（症状に改善なければ5分ごとに繰り返す。筋注部位は大腿外側前面が安全）重症例ではアドレナリン1mg/mL＋生食9mL＝計10mLとし、1mLずつ静注。 ⅱ）アトロピン注0.05%シリンジ（0.5mg/mL）0.5mg静注。 3）血圧低下例 ⅰ）ノルアドレナリン（1mg/mL/A）1A＋生食9mL＝計10mLに希釈し、1mLずつ静注。 4）吸気例 ⅰ）プリンペラン®（10mg/2mL/A）1A静注。
3．症状発現例に対するカテーテル後の処置	1）プレドニン®30mgとネオマレルミンTR 6mgを、検査当日夕と翌朝の計2回、追加投与する。 2）遅延型反応の出現も懸念されるため、症状によっては退院を延期する。

©湘南鎌倉総合病院

▶ **カテーテル室で急変時に使用される医療機器**

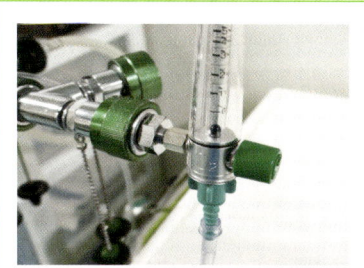

酸素吸入器 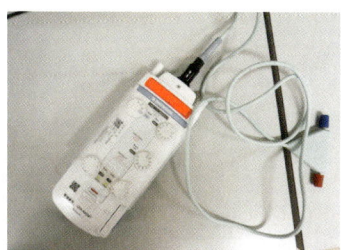　　　　体外式ペースメーカー 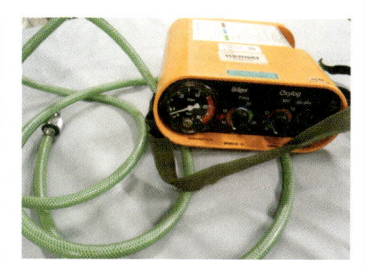　　　簡易型人工呼吸器

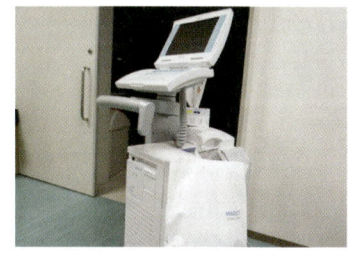

IABP（大動脈内バルーンパンピング） 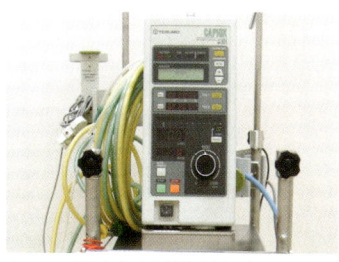　PCPS（経皮的心肺補助装置） 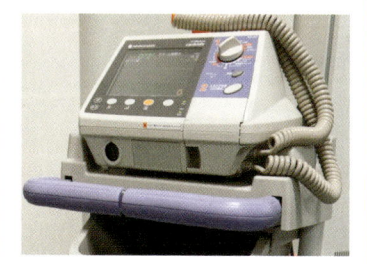　除細動器

検査・治療終了時から退室まで

1 シースの抜去、穿刺部位の止血

- カテーテル検査・治療が終わると多くの場合、シースを抜去して、穿刺部位を止血デバイスで圧迫して止血します（→p.127〜129、171〜173）。
- 治療時間が長くヘパリンを多く使用した場合は、シースを残したままカテーテル室を退室し、病棟でACT（activated clotting time：活性化凝固時間）を測定した後にシースを抜去することもあります。
- 大腿動脈穿刺の場合、多くは大腿動脈穿刺部デバイス（アンジオシール™→p.172）を用いて止血します。しかし、動脈血管の二重穿刺が疑われる患者、大腿動脈内径が4mm未満の患者、1度に複数回穿刺を行った患者では、止血不全の可能性があるためアンジオシール™は適応外となります。

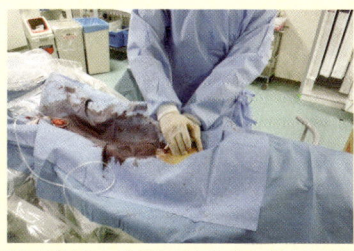

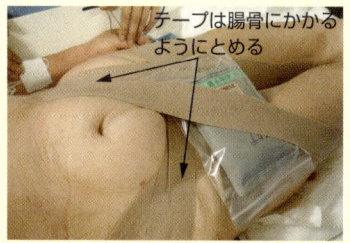

テープは腸骨にかかるようにとめる

アンジオシール™を使用しない場合は用手圧迫後、枕子とテープで固定する（圧迫時間は穿刺したシースのサイズによる）。

4　看護

心臓カテーテル検査・治療中の看護

125

2 病棟看護師へ申し送り

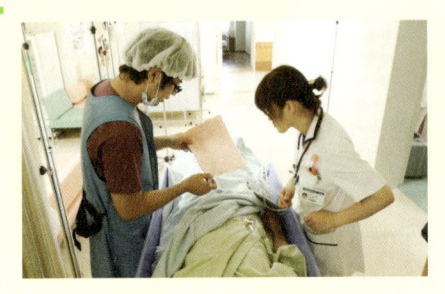

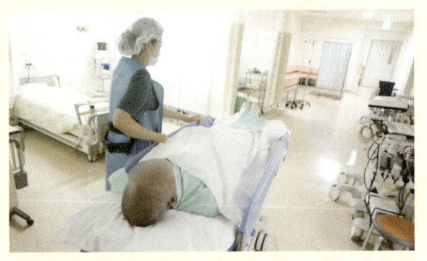

検査・治療前のように自由に動くことができない患者も多く、その場合は無理をせず、車椅子やストレッチャーの使用を促す。

- 退室後は病棟看護師に検査・治療内容、使用した薬剤、不整脈の有無、バイタルサイン等の申し送りを行います。
- 大腿動脈穿刺の場合は、カテーテル検査・治療にかかわらず、シースのFr数に応じた安静時間があるためストレッチャーで退室します。一方、橈骨動脈・上腕動脈穿刺の場合は、カテーテル検査・治療の違いにかかわらず、手技中の血圧低下や胸痛発作がなくスムーズに検査・治療が終了すれば検査台から歩いての移動が可能です。
- 大腿動脈穿刺の患者以外は、カテーテル検査であれば歩いて病室へ、治療であれば車椅子で病室まで移動します。

患者の状態は検査・治療前と異なっています。移動する際は右記の点に注意しましょう。

- 検査・治療に伴う疲労感
- 止血器具の圧迫による手指の知覚鈍麻、痺れ、疼痛
- 検査・治療中のトラブルの有無(胸部症状、血圧低下、意識レベル低下等)

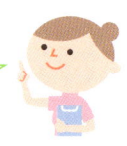

Column　活性化凝固時間（ACT）

ACTとはactivated clotting time（活性化凝固時間）のことで、血液凝固能の測定法の1つです。プロトロンビン時間（PT）や活性化部分トロンボプラスチン時間（APTT）とは異なり、ACTは簡便に短時間で測定することができ、逐次凝固能の測定が必要な心臓カテーテル室や手術室で多用されています。しかし、単に凝固のしやすさ・しにくさのみを評価するため、ACT値が正常範囲外であってもその誘因を特定することはできません。ACTの正常値は90〜120秒といわれています。

ACTは、抗凝固薬なしで採血した全血2ccを、カオリンやセライト、ガラス粒などの活性化剤が入ったスピッツに加えて内因系凝固を活性化させ、フィブリン塊が形成されるまでの時間を測定します。

当院の心臓カテーテル室ではCAG、PCI等の検査・治療にかかわらず、最後にヘパリンを使用して1時間経過した後、医師に確認しヘパリンの追加投与を行っています。その際医師より、ヘパリンの効き具合を判定するためにACT測定の指示が出されることがあります。

また心房細動のカテーテルアブレーションの際は、左房内にシース・電極カテーテル・アブレーションカテーテルが挿入され、血栓形成のリスクが高まります。そのため、30分ごとにACTを測定し、値は300秒以上を目標にヘパリンの追加投与でコントロールしています。

4 心臓カテーテル検査・治療後の看護

心臓カテーテル直後は止血の管理と合併症の早期発見が重要です。穿刺部位により安静度や治療後の処置が異なります。また心臓カテーテルの入院期間は短く、カテーテル後から退院までは主に心臓リハビリテーション、患者教育（指導）に時間が費やされ、それぞれの専門職種が介入していきます。

圧迫止血と安静の確保

- 医師の指示に従い、止血用具を使用して止血を行います。
- 挿入部位やシースのサイズ、ヘパリンの量によって止血方法や安静度が異なるため、看護師の経験の有無にかかわらず対応できるよう安静度一覧があると便利です（→p.130）。

▶止血のポイント

1. 穿刺部に血腫ができた場合はマーキングをして血腫の広がりがないか観察する。
2. 仮性動脈瘤を確認するには聴診器で血管雑音が聴取される。触知でもシャントが確認される。
3. 痛みをがまんしすぎるとワゴトニー（迷走神経反射）が起こる。出血しない程度に温めるとよい。
4. 止血器具を外すときは出血に注意する。いつでも再圧迫できるように人手がある場所で外すようにする。
5. 使用したシースのサイズ、ヘパリンの量、ワーファリンの内服、血圧が止血に影響することを考えて処置を行う。

①橈骨動脈穿刺の場合

1 止血デバイスで圧迫止血を行う

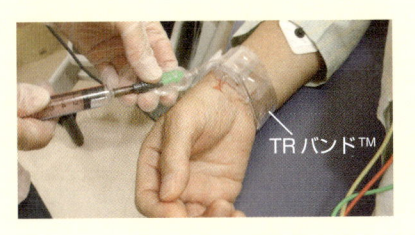

当院ではTRバンド™を使用している。

2 減圧する

・止血時間のプロトコール（→p.133）に従い減圧します。
・CAG（冠動脈造影検査）では特に安静は必要ないですが、PCI（経皮的冠動脈形成術）の場合は3時間の安静後に採血を行い、その後に歩行を開始します。

Part 4 心臓カテーテル看護

②上腕動脈穿刺の場合

1 止血デバイスで圧迫止血を行う

- 肘部の圧迫は指先のしびれや疼痛を感じることが多いため、座位になっているときはテーブルに腕をのせるなど、安楽な姿勢を教えることも重要です。
- 末梢のチアノーゼが強く、痛みを訴える場合は、出血しない程度に減圧します。
- 出血する場合は、出血が止まるまで加圧します。

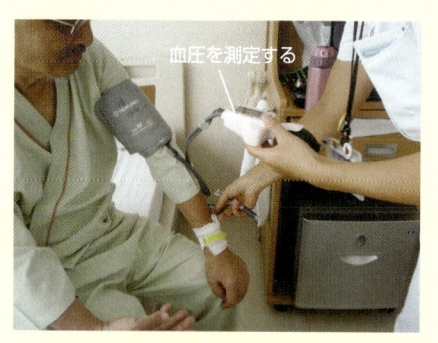

血圧を測定する

圧迫止血時の観察ポイント
- 穿刺部からの出血
- 橈骨動脈の触知の有無
- 末梢の冷感
- チアノーゼ

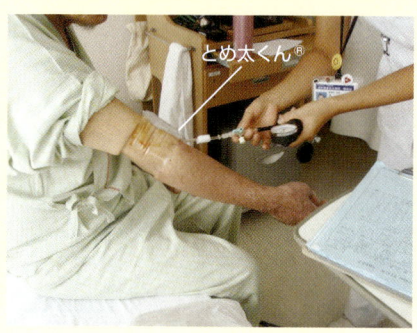

とめ太くん®

患者への声かけ
- 肘を曲げないでください
- 指先の屈曲運動をしてください

当院では止血システムとめ太くん®を使用しています。本体が透明で穿刺部の確認ができるので、減圧のたびに出血を確認します。

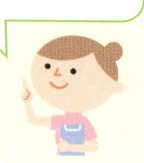

2 減圧する

- 減圧後は必ず橈骨動脈の触知を確認します。
- 触知ができない場合は圧迫が強すぎるので、軽く脈が触れるまで減圧します。

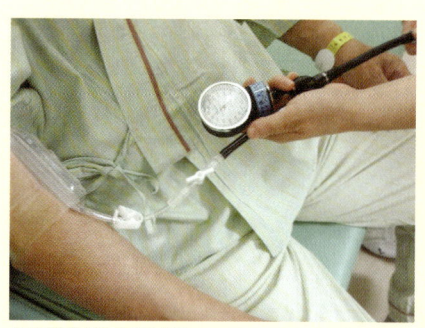

血圧測定後に減圧する。

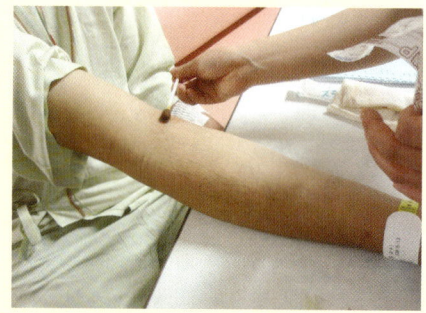

圧迫解除後は消毒をして絆創膏を貼る。

③大腿動脈穿刺の場合

1 用手圧迫あるいは圧迫帯による圧迫後にテープで固定する

- 圧迫固定後は末梢動脈が触知できるかを確認し、軽く触れる程度に圧迫固定します。
- 場合によっては穿刺部を数時間、砂嚢固定することもあります。

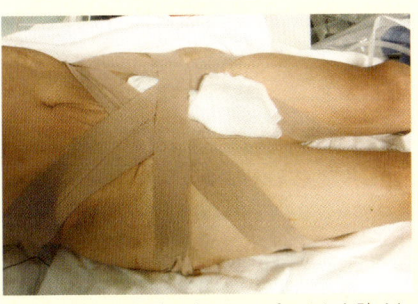

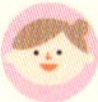

患者への声かけ
- 上半身を起こして腹圧をかけないでください
- 穿刺部側の足を曲げないでください

アンジオシール™などの止血デバイスの開発により以前に比べてベッド上安静の時間が短くなりました。それでも3～6時間の安静臥床を強いられる患者の苦痛は計り知れません。
穿刺部の確認をするときには、腰部、背部への減圧の配慮も重要です。

両鼠径部穿刺の圧迫固定。テープのずれを防ぐため必ず腸骨にかかるようにテープを貼り、大腿部裏面にまわるように引っ張りながら固定する。

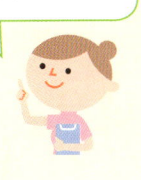

▶大腿動脈穿刺時の用手圧迫法

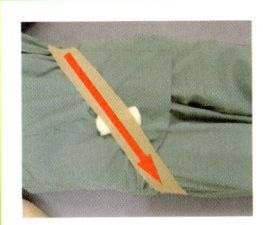

①穿刺と反対側の腸骨から大腿外側にテープを巻く。
②穿刺側の腸骨から大腿内側にテープを巻く。 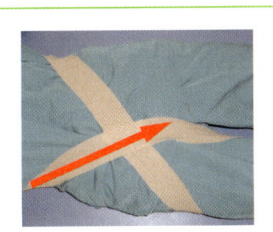
③穿刺側大腿外側から平行に対側の大腿外側へ。
④砂嚢を乗せてテープで固定して完成。 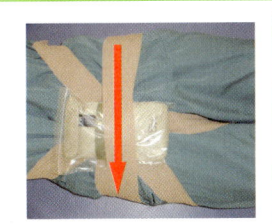

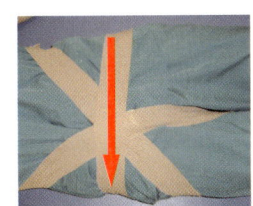

2 深部静脈血栓症（DVT）の予防

- ベッド上を自由に動けるようになるまでは深部静脈血栓症（deep vein thrombosis：DVT）の予防を行います。
- 弾性ストッキングやフットポンプなどを患者の状態に合わせて、使用します。

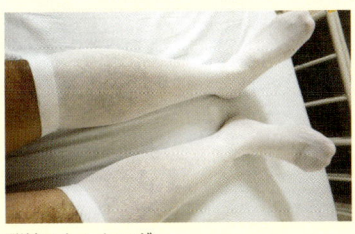

弾性ストッキング 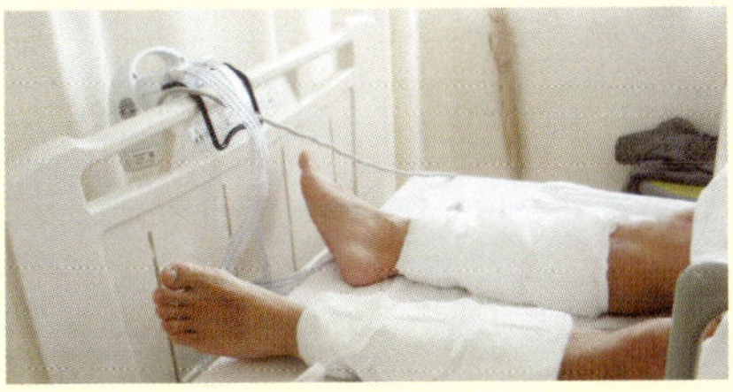　　フットポンプ

▶安静度一覧

	CAG		PCI		EPS
穿刺部位	上腕動脈（肘）BA	大腿動脈（鼠径）FA	橈骨動脈（手首）RA	大腿動脈（鼠径）FA	内頸静脈or鼠径アプローチ
末梢ライン確保	穿刺部位と反対側	左前腕ただし、HD患者はシャントと反対側	穿刺部位と反対側	左前腕ただし、HD患者はシャントと反対側	左前腕
尿道留置カテーテル				CTOの場合は必須	
寝衣		長衣		長衣	長衣
家族待機			○	○	
帰室移送	車椅子	ストレッチャー	車椅子	ストレッチャー	ストレッチャー
カテーテル後点滴	帰室後2本連結して4時間で滴下	BAと同様	BAと同様で終了後ルートキープ	シースOUTまでDIVその後朝までキープHD患者は帰室時NSロック。翌朝までルートキープ	帰室後2本連結して4時間で滴下
カテーテル後安静	帰室後トイレ歩行可	通常シースはカテーテル室で抜去されてくる 3時間後ローリング可 5時間後に歩行可、枕子は翌朝除去	3時間はベッド上フリー 3時間後からトイレ歩行可能	シースが除去されてない場合は3時間後にACT測定し、Dr報告。その後シース除去	3時間後にベッドアップ90°可 6時間後に枕子除去し、歩行可
帰室時12誘導			○3時間後採血あり	○3時間後採血あり	
モニター			○	○	
とめ太くん®	直後Bp150mmHg以上で100mmHg、150mg以下で80mg 30分後60mmHg 2時間後20mmHg 4時間後OUT ただしFrが大きい時はそのFrの数字が解除時間になる				
TRバンド™	直後3ccエア抜き 30分後2ccエア抜き 2時間後2ccエア抜き 4時間後OUTただしFrが大きい時はそのFrの数字が解除の時間になる		直後3ccエア抜き 30分後2ccエア抜き 3時間後2ccエア抜き 6時間後OUTただしFrが大きい時はそのFrの数字が解除の時間になる		
シースOUT後の安静		3時間は絶対安静。3時間後にローリング・ベッドアップ30°可。3時間後に砂嚢除去し端座位可能。枕子は翌朝に除去。ただしFrが大きい時はそのFrの数字が解除の時間になる		3時間は絶対安静。3時間後にローリング・ベッドアップ30°可。3時間後に砂嚢除去し端座位可能。枕子は翌朝に除去。ただしFrが大きい時はそのFrの数字が解除の時間になる	3時間後にベッドアップ90°可 6時間後に枕子除去し、歩行可
アンジオシール™使用の安静				1時間後に床上フリー、4時間後に枕子除去止血を確認後歩行可	

＊ペースメーカージェネレータ交換
©湘南鎌倉総合病院

カテーテルアブレーション	ペースメーカー植込み術	G交*	PTA	PTRA	PTMC
鼠径アプローチ（A穿刺もある）	鎖骨下静脈		鼠径または膝窩動脈（膝裏）	基本的に左橈骨動脈	鼠径アプローチ
左前腕	ペースメーカー植え込み術・G交側挿入		穿刺部位に応じて	穿刺部位と反対側	左前腕
afの場合と女性は必須。男性はCARTOをしない場合はピストールで対応	必要に応じて。CRT(-D)は必須		必要に応じて		
長衣			長衣		長衣
○	○		○	○	○
ストレッチャー	ストレッチャー		ストレッチャー	車椅子	ストレッチャー
1本目250mL/h 2本目キープ	抗生剤があるため、ルートはキープ		帰室後2本連結して4時間で滴下。終了後ルートキープ	帰室後2本連結して4時間で滴下。終了後ルートキープ	帰室後1本翌朝までキープ
3時間後にベッドアップ90°可 4時間後に歩行可。ただし枕子は翌朝除去。歩行が可能になるまではフットポンプを施行する。A穿刺がある場合はPCIに準ずる	スクリューの場合はフリー、それ以外はベッド上安静・ローリング介助。翌日昼にベッドアップ可。バストバンドから三角巾固定へ。患側挙上禁。G交*はフリー		膝裏＋鼠径 鼠径と一緒（ただし砂嚢は1時間で除去）膝裏のみはベッドアップ60°まで可能 膝裏穿刺のない人は翌朝歩行可	トイレ歩行可	PCIに準ずる
○	○	○			
○	○	○			○
			膝裏とめ太くん® 帰室後100mmHg 30分後60mmHg 2時間後20mmHg 4時間後大気圧翌朝まで 翌朝とめ太くん®除去		
				PCIに準ずる	
A穿刺がある場合はPCIに準ずる			膝裏穿刺のある人はエコーが終了するまで歩行不可。車椅子移動時も加重は不可		PCIに準ずる

▶検査・治療別の止血・安静時の注意点

検査・治療内容	検査時間	主な穿刺部位	止血と安静時の注意点
CAG	約30分	橈骨動脈 上腕動脈 大腿動脈	・橈骨動脈または上腕動脈穿刺：検査後から病棟内歩行可能 ・大動脈穿刺：止血時間内は床上安静 ・安静解除時に出血がみられた場合や止血困難な場合は、安静時間が延長されることがある
PCI	約1時間	橈骨動脈 上腕動脈 大腿動脈	・治療後に12誘導心電図を施行し、心電図モニターの装着後、病室に戻る ・治療後3時間は床上安静となるため、排泄も床上で尿器または便器を使用する ・治療時間が長引くこともあるため、治療中に尿意を感じたら尿器の使用も可能 ・PCI中は滅菌された覆布が体にかけられており、ズボンを下げたり、女性の場合は腰を上げたりすることが困難な場合もあるため、治療中の排泄が心配な場合は膀胱留置カテーテルを挿入するなど患者と相談して決める ・治療3時間後に採血を施行し安静解除となる
カテーテルアブレーション	1〜4時間 （不整脈の種類による）	大腿静脈 内頸静脈	・心筋を焼灼する際に痛みを伴うため、鎮静下で治療を行う ・鎮静中に無意識に体が動いてしまうため、上下肢を抑制する。鎮静・抑制を実施することを患者に伝え、同意を得る ・膀胱留置カテーテルの挿入または男性の場合、コンドームタイプの排尿器具（例：ピストール）を使用する場合も説明が必要 ・基本的に大腿、内頸静脈穿刺であり、6Fr.、8Fr.と太いサイズのシースを使用するため、止血時間を長めにとり、慎重に経過をみる
ペースメーカー植込み術	1〜2時間		・基本的に利き腕と逆側の鎖骨下に植込む ・植込み前の静脈造影検査で鎖骨下静脈の狭窄や走行異常がある場合や透析患者（シャントと逆側になる）では植込み部位が変更となることもある ・ペースメーカーは植込み部を胸帯で固定するので安静度の制限はないが、ICDやCRT-Dの場合には翌朝まで床上安静の制限がある

▶**止血時間のプロトコール**（湘南鎌倉総合病院の場合）

	検査とめ太くん®	治療とめ太くん®	TRバンド™
シース抜去後	200mmHg	200mmHg	15mL
帰室後	80mmHg	120mmHg	3mL抜く
30分後	60mmHg	100mmHg	2mL抜く
1時間後			
2時間後	20mmHg		
3時間後		大気圧	2mL抜く
4時間後	外す		
5時間後		外す	
6時間後			外す

食事の管理

- 大腿動脈穿刺の場合は臥床のまま食事をすることになります。また上腕、橈骨動脈穿刺の場合でも利き手が使えない場合があるため、食事のメニューはおにぎりやパン、副食はフォークで刺して食べられるようなものを管理栄養士と相談して準備します。
- 高浸透圧の造影剤を使用すると、造影剤排泄時に必要な体内の水分も尿となり排泄されます。脱水気味になるので点滴を行いますが、経口水分補給も重要です。
- 大腿動脈穿刺の場合はベッド上安静を強いられるため、水分補給がしにくい状態にあります。あらかじめストローや吸い飲みを準備してもらうとよいでしょう。

▶**カテーテル食の例**

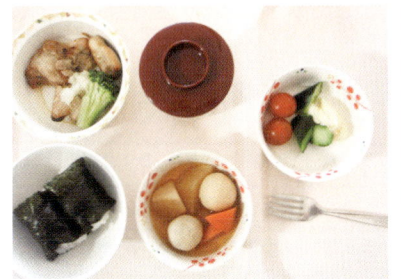

おにぎりのカテーテル食

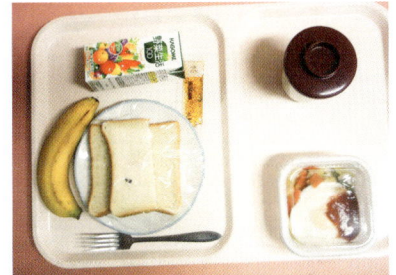

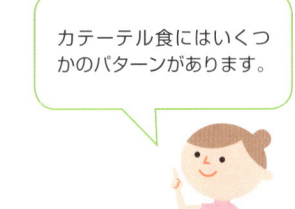

パンのカテーテル食

カテーテル食にはいくつかのパターンがあります。

輸液の管理

- 検査・治療後は点滴を行います。
- 排尿を確認しながら輸液速度に注意します。腎機能が悪い患者は心機能が悪い場合が多いので、輸液を短時間に大量に行うと心不全を引き起こす原因となります。
- 呼吸の状態も確認します。

異常の早期発見と術後合併症の予防

▶主な術後合併症とその対応

1. 迷走神経反射（ワゴトニー）		・迷走神経の過剰な反応で発生すると考えられている。 ・カテーテル室での過度の緊張や痛みを強くがまんしたとき、排尿をがまんしたときなどに起こる。 ・患者は顔色が悪くなり、冷汗、嘔気を訴えることがある。そのような状態のときは徐脈、血圧低下が起こっていることが多いので、すぐにバイタルサインを測定する。 ・患者には臥床してもらい、下肢を挙上し点滴を速める。 ・迷走神経反射にはアトロピン硫酸塩が有効である。医師に報告し指示を仰ぐ。 ・迷走神経反射は適切な処置で比較的早く症状が改善する。病棟でも起こりやすい合併症なので対応方法は覚えておきたい。
2. 血栓や・塞栓が原因で起こる合併症	1）急性冠動脈閉塞	・胸痛と心電図でのST変化で発症を発見することができる。 ・PCI（経皮的冠動脈形成術）後に起こることがあり、患者は悪心、嘔吐、冷汗、血圧低下の症状がある。 ・PCI後は治療直後に12誘導心電図をとり、24時間は心電図モニターで監視する。 ・すぐにCAGを行い、原因を確定する。患者から胸痛の訴えがあったら、すぐに12誘導心電図をとり、心電図を確認し、ニトログリセリンを舌下投与する。そしてバイタルサインを測定し、主治医に報告する。 ・発見が遅れると心筋梗塞や心原性ショックに移行する場合があるので、早急な処置が必要である。術中のヘパリンの投与や確実な抗血小板薬の内服が重要となる。
	2）肺塞栓	・大腿動脈、静脈穿刺アプローチで止血安静終了後、安静解除後の歩行開始時に発症することがある。 ・圧迫止血で大腿動脈と大腿静脈を長時間圧迫することにより静脈血がうっ滞し、静脈内に血栓が形成され、それが浮遊して塞栓を起こすとされている。 ・穿刺部の出血の状態をみながら安静時間が長くならないように注意する。予防としては安静臥床の間はフットポンプを使用したり、弾性ストッキングを着用する（→p.129）。
	3）末梢動脈塞栓	・安静時に下肢の疼痛、知覚低下、チアノーゼを認め、脈拍が触知できない場合には末梢動脈塞栓を疑う。常に穿刺部より末梢の動脈触知、冷感、チアノーゼを確認する。もともとわかりにくい末梢動脈の場合、マーキングをつけておくと術後に観察しやすい。
	4）脳梗塞	・意識レベルの低下、構音障害、視野狭窄が発症する。観察時のコミュニケーションでおかしな点を発見することができる。発見後は医師に報告し、すみやかにCTなどの検査を行い、診断を確定することが重要である。

心臓リハビリテーション

- 心臓リハビリテーションは、運動療法だけでなく、教育、カウンセリングを含む包括的リハビリテーションが普及しています。薬物療法、食事療法、禁煙指導、生活指導などライフスタイル変容のためのリハビリテーションです。
- 心臓リハビリテーションの時期は急性期、回復期、維持期に区分されます。目標に向けて多職種がかかわります。カテーテル検査・治療後の心臓リハビリテーションは、退院指導を含めた維持期のリハビリテーションであり、この時期の目標は再発予防と健康維持です。

▶運動療法の場面

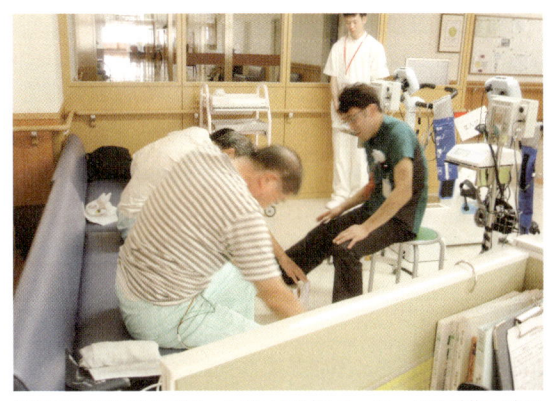

患者の病態や検査結果、心臓リハビリテーションの時期に応じて目標を設定し、医師が運動処方を行う。

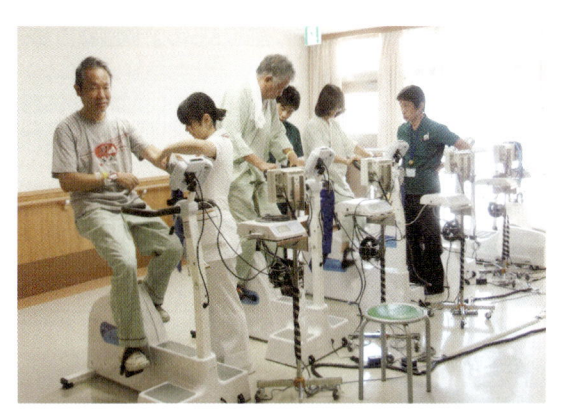

主に理学療法士と看護師がかかわり、運動療法を進めていく。

※患者の許可を得て掲載

▶運動療法実施時の注意点

- PCI後の心臓リハビリテーションは、亜急性血栓性閉塞（subacute thrombosis：SAT）、不整脈、心不全の合併症を発症しやすい時期である。運動中の安全と異常の早期発見に努める。
- 運動中の心電図変化、バイタルサイン、患者の表情、症状の訴えに注意する。
- 運動前後の検脈指導も行う。
- 異常時に対応できるよう、救急カートや除細動器を準備しておく。

患者教育

- 心臓カテーテルの後は苦痛の緩和と再発予防のための患者教育が重要です。入院期間が短くなるなか、看護師をはじめ多職種の連携はとても有効であり、役割分担と情報共有がきちんとできていればチーム医療の最大の効力を発揮できます。

▶心臓カテーテル後の患者教育

1. 運動指導	・継続的な運動の必要性を理解してもらう。 ・患者の環境、生活習慣から運動の種類、運動量をアドバイスする。 ・主に理学療法士が行う。
2. 食事指導	・医師からの栄養指導のオーダーをもとに管理栄養士が行う。 ・動脈硬化の危険因子には①高血圧、②糖尿病、③脂質異常症、④肥満、⑤喫煙、⑥ストレス、⑦加齢、⑧冠動脈疾患の家族歴などがあり、そのうちの半分が食習慣で改善できる。患者の嗜好を聞きながら食習慣の指導を行う。
3. 服薬指導	・虚血性心疾患の患者は動脈硬化の危険因子を複数抱えている場合が多く、多くの種類の薬を服用している患者も少なくない。またステントを留置した患者は抗血小板薬の服用が必須である。薬の重要性を理解してもらい、休薬をすることがないように指導する。 ・専任の薬剤師がいる場合は病棟薬剤師が行う。
4. 日常生活指導	・日常生活の指導は、看護師の重要な役割である。指導をするうえで重要な情報は患者の環境、家族情報、生活習慣を知ることである。患者の年齢、理解度を考慮してキーパーソンを交えた指導を行うことが望ましい。 ・内容は、疾患の理解、発作時の対応、受診のタイミング、ストレスへの対処などが中心になるが、他職種が行った指導の理解の確認も重要である。繰り返し確認することで患者も行動変容の必要性が理解できる。

文献

1. 中川義久：研修医・看護師のための心臓カテーテル最新基礎知識 第3版．三輪書店，東京，2011．
2. 吉田俊子，池亀俊美編：ナースのための心臓リハビリテーション完全ガイド（ハートナーシング2009年春季増刊）．メディカ出版，大阪，2009．
3. 北風政史：心臓病患者さんの生活・退院指導．メディカ出版，大阪，2006．
4. 上月正博，伊藤修編：イラストでわかる患者さんのための心臓リハビリ入門．中外医学社，東京，2012．
5. 山田聡子：新人ナースのための循環器ケア習得サポートプログラム（ハートナーシング2013年春季増刊）．メディカ出版，大阪，2013．

5 心臓カテーテル室での工夫と注意点

心臓カテーテル室は検査や治療を行う場であり、患者にとっては苦痛や危険を伴う場でもあります。看護師は手技が行いやすく、患者が安全で安楽な検査・治療が受けられるよう工夫することが大切です。

患者の安全確保への工夫

1 転落防止

・検査台に誘導する際には、転落防止のため、1つの動作を手で場所を指定して声をかけながら患者を誘導することが大切です。

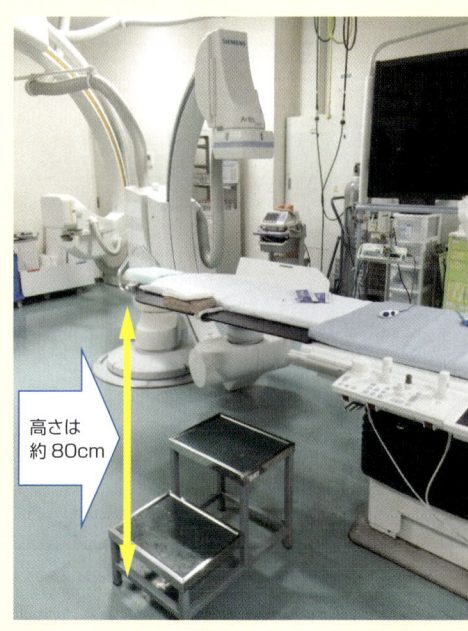

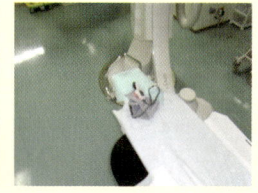

高さは約80cm

検査台に上がるために足台に乗ったときの患者視点。思った以上に狭くて高い印象を受ける。

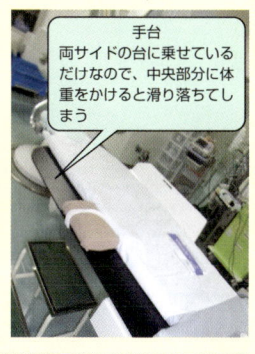

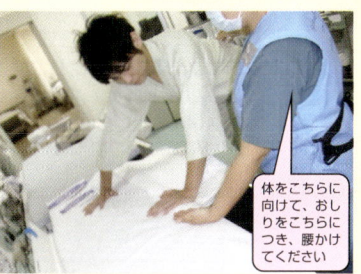

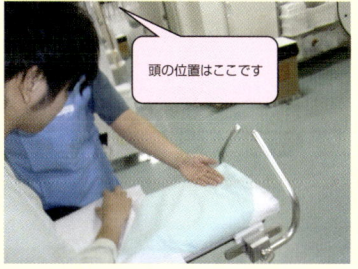

手台
両サイドの台に乗せているだけなので、中央部分に体重をかけると滑り落ちてしまう

体をこちらに向けて、おしりをこちらにつき、腰かけてください

頭の位置はここです

実際に腰をおろす場所や、頭の位置を手で示すとわかりやすい。　　※患者役はモデル

Part 4 心臓カテーテル看護

2 安全確保のための抑制

- 安静を保つことが困難な患者や、鎮静を必要とする治療（カテーテルアブレーション等）では不意な体動による危険を予防するために抑制を行うことがあります。

▶抑制方法の例

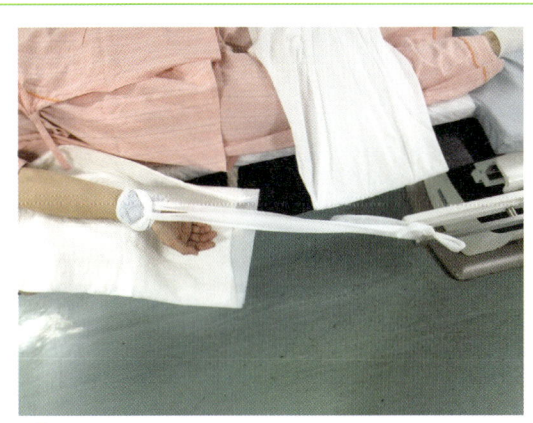

上肢 カテーテル台のレールに固定する。

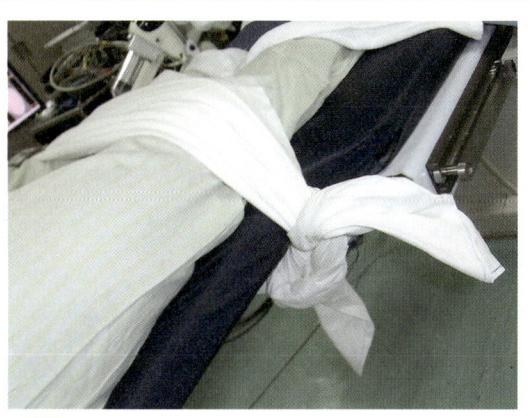

膝関節 横シーツを活用してカテーテル台をクルッと巻いて固定する。

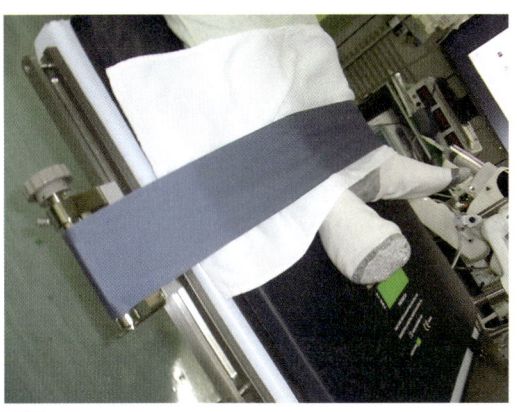

足首 専用固定器具を活用した例。

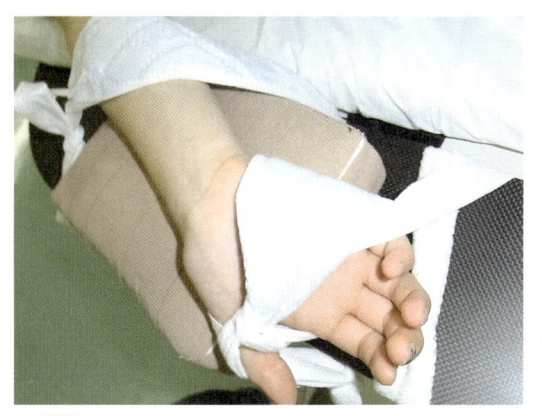

肘と手首 抑制帯の穴を利用して固定する。

▶抑制時のポイント

- 患者に説明がされ、同意が得られているか
- ゆるみがなく、外れがないか
- 関節をしっかりと固定できているか
- きつすぎて、血行障害を起こす恐れはないか
- 皮膚障害を起こす恐れはないか

検査・治療終了時には、抑制器具部位が直接当たっていた部分の他、カテーテル台に接していた踵部や、背部の観察も十分に行う必要があります。

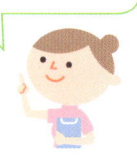

患者の安楽確保への工夫

1 体位調整

- カテーテル検査は約15〜30分、カテーテル治療では60分以上、慢性冠動脈完全閉塞（chronic total occulusion：CTO）症例やカテーテルアブレーションでは2〜3時間、同一体位での臥床が必要です。
- 腰椎や頸椎にトラブルを抱えている患者や円背患者にとっては、長時間の臥床は苦痛であると同時に疼痛を感じさせてしまいます。事前の患者身体情報や臥床時の様子からアセスメントし、安楽な体位づくりを行います。
- 体位を調整する際は、患者に身体の位置や苦痛部位を確認しながら実施します。途中でつらくなったら体位の変更が可能であることを伝えておきましょう。

> 当院では、カテーテル検査台に低反発マットレス（テンピュール®）を使用しており、体圧分散による苦痛緩和に努めています。

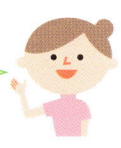

▶体位調整の例

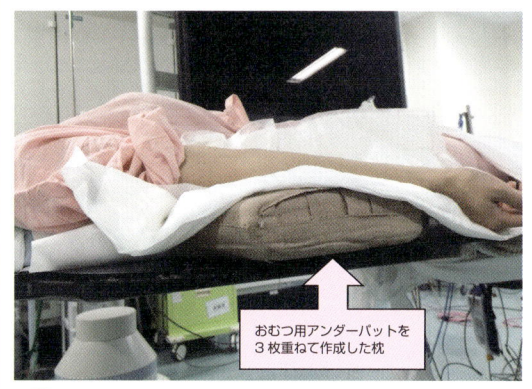

おむつ用アンダーパットを3枚重ねて作成した枕

> 安楽な体位とは、「隙間のない状態」です。隙間がある場合にはタオル等で埋めるようにします。
>
> 手と枕・検査台の間に隙間ができると、力が入ってしまい、手や肩が痛くなってしまいます。

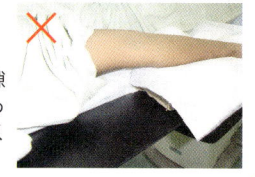

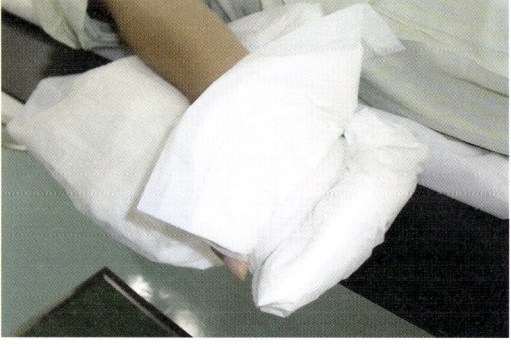

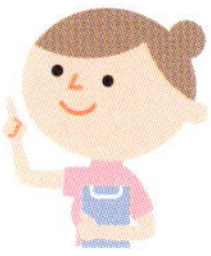

上肢 隙間ができないように、手と枕の位置を調整する。

上肢 穿刺しやすいように手首を反らせると同時に、ネットで固定する。軽く握る物があることで安心感も得られる。

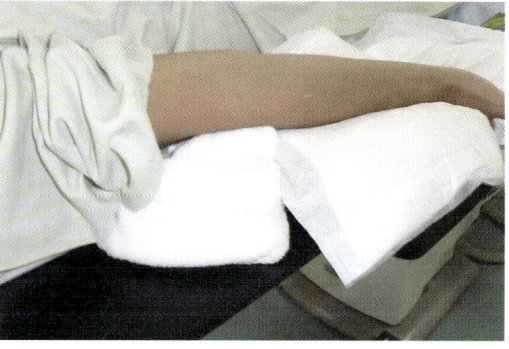

上肢 手首側に枕を寄せると隙間ができるので、タオルなどを入れて安楽へ配慮する。

Part 4 心臓カテーテル看護

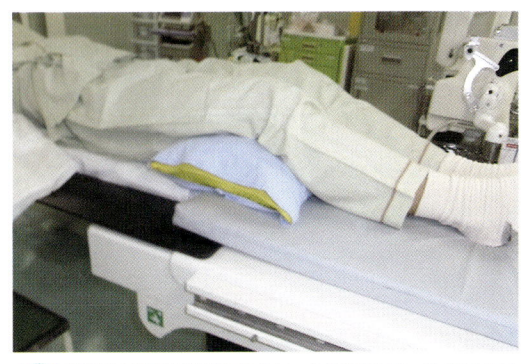

下肢 腰痛や円背の患者の場合は、長時間の同一体位による腰痛緩和のために膝枕を挿入する

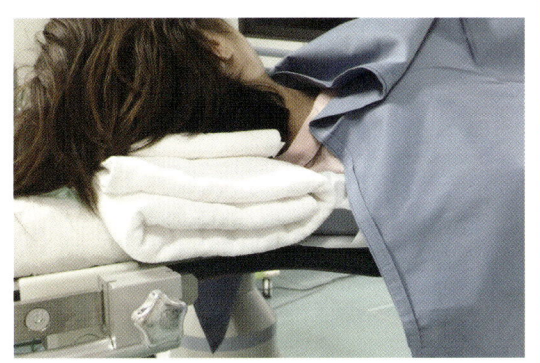

頭部 検査台には枕がないので、撮像デバイス（イメージインテンシフィア：Ⅱ）が当たらない範囲でタオルを使用し枕をつくる。

Check! 点滴棒の位置

点滴棒はフレーミングの際に邪魔になり、患者の観察や対応、処置の介助と記録など業務が多い中で、フレーミングのたびに点滴棒を動かす作業は大きな負担となります。そこで、当院では画面の横にマグネット付きのフォルダー（輪ゴム掛け）を活用し、点滴を下げるようにしています。500mLの点滴までは下げることが可能です。

点滴ルートは通常よりも長めの物を使用することで、下肢造影時や左手のアプローチ時にも不便なく活用できます。

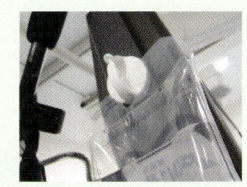

輪ゴム掛けを活用して点滴を下げている。

---

2 寒さ対策

・カテーテル室は多くの機械が収容されており、室温は21〜23℃に管理されています。人が快適に過ごせる室温は24〜27℃であり、病衣1枚で検査や治療を受ける患者にとっては、肌寒く感じます。
・急変や穿刺部変更のため、肌着の着用は避けているので、靴下は着用するよう声を掛けましょう。
・治療中に発汗した後は寒さを強く感じます。ホットタオル等を足元や腹部に置くなどの対応が大切です。

▶患者臥床時のチェックポイント

・頭は浮いていないか
・穿刺側の手と枕台・検査台に隙間はないか
・足はまっすぐ伸ばせているか
・検査台と身体に隙間ができている部分はないか
・無理に力が入っている部分はないか
・穿刺部位はしっかりと反った状態になっているか

> 治療に伴う疼痛や緊張、長時間の安静による苦痛をなかなか言えず、がまんしてしまう患者も少なくありません。看護師は、患者の表情やバイタルサインの変化を観察し、声かけを行うことが大切です。

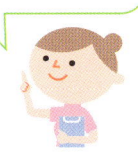

薬剤管理の工夫

- 薬剤の間違えを防止するための工夫が必要です。術者が2人以上いる場合は、シリンジのサイズによる判別だけではなく、薬剤名を表示し、シリンジ内の薬剤名がわかるように工夫します。

▶清潔トレイ内の薬剤

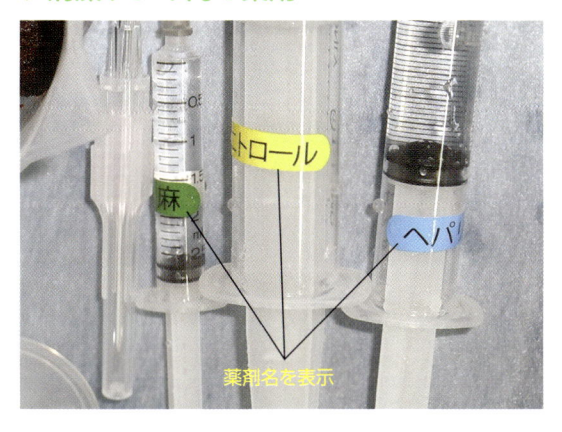

薬剤名を表示

▶看護師管理の薬剤

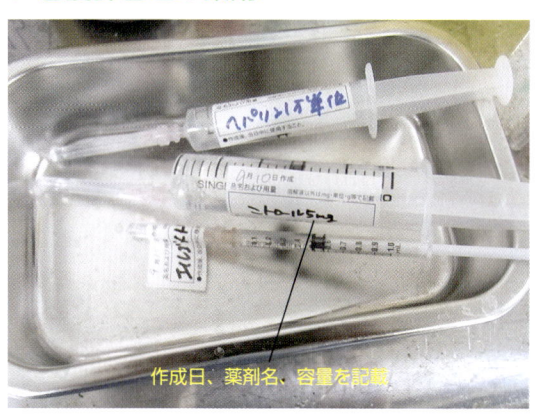

作成日、薬剤名、容量を記載

▶薬剤カートや薬剤棚

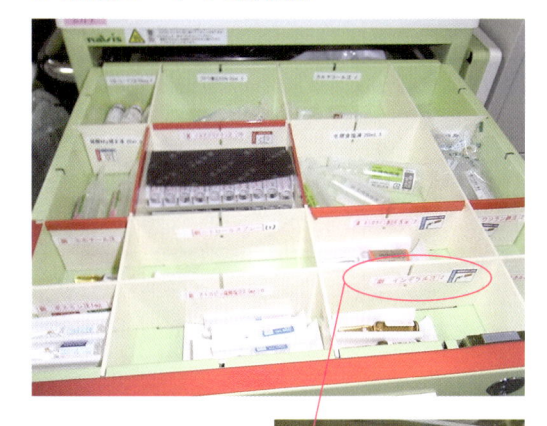

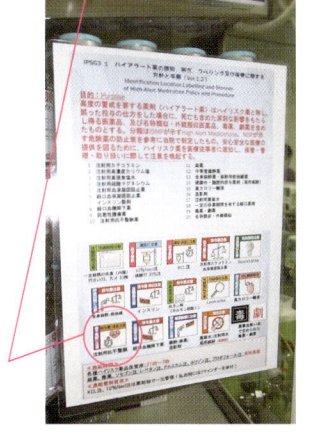

ハイリスク薬やハイアラート薬がわかりやすいように、イラスト付きのシールで表示

▶心臓カテーテル室で使用する主な薬剤

種類	一般名（主な商品名）
局所麻酔薬	リドカイン塩酸塩（キシロカイン®）
抗凝固薬	ヘパリンナトリウム（ヘパリン）
ヘパリン拮抗薬	プロタミン硫酸塩（ノボ・硫酸プロタミン）
α交換神経刺激薬	ノルアドレナリン（ノルアドレナリン®）
β交換神経刺激薬	イソプレナリン塩酸塩（プロタノール®）
副交感神経遮断薬	アトロピン硫酸塩（アトロピン硫酸塩）
交換神経刺激薬	アドレナリン（ボスミン®）
副腎皮質ホルモン	ヒドロコルチゾンコハク酸エステルナトリウム（ソル・コーテフ®） メチルプレドニゾロンコハク酸エステルナトリウム（プリドール®、ソル・メドロール®）
硝酸薬	硝酸イソソルビド（ニトロール®） ニトログリセリン（ミリスロール®）
血管拡張薬	ニコランジル（ニコランジル、シグマート®）
強心・昇圧薬	ドパミン塩酸塩（カタボン®Hi）
強心薬	ドブタミン塩酸塩（ドブミン®K）
抗不整脈薬	リドカイン塩酸塩（キシロカイン®） ベラパミル塩酸塩（ワソラン®） アデノシン三リン酸二ナトリウム水和物（アデホスコーワ） ジソピラミド（リスモダン®）
鎮痛薬	ヒドロキシジン（アタラックス®-P） ペンタゾシン（ソセゴン®）
利尿薬	フロセミド（ラシックス®）
補正製剤	炭酸水素ナトリウム（メイロン®）

4 看護 心臓カテーテル室での工夫と注意点

治療・検査後の片づけの工夫

- 単回使用が行えないディスポーザブル以外の器材は、血液やイソジン®液が付いたままだとサビの原因になります。当院では、タンパク凝固防止剤を散布し、器材ごとに袋に小分けし処理を行っています。

▶使用後の器材の管理

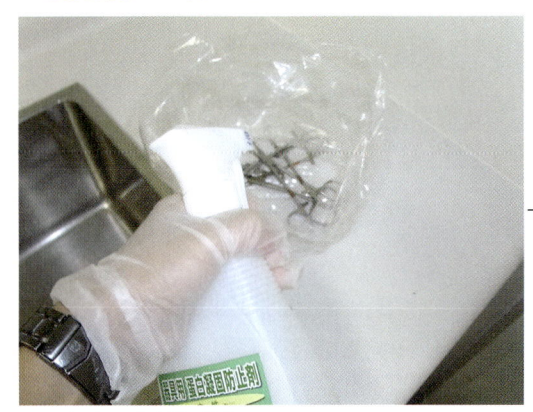

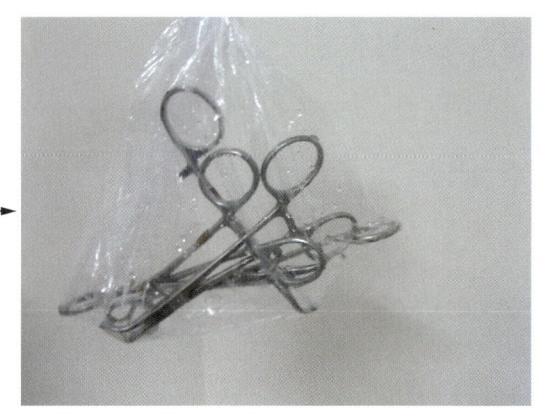

タンパク凝固防止剤を散布する。

薬剤散布後は、器材ごとに袋に小分けする。

記録の工夫

- 各施設によって、看護師が行う記録内容はさまざまですが、当院では治療記録と看護記録を併用し行っています。

▶記録用紙（湘南鎌倉総合病院の場合）

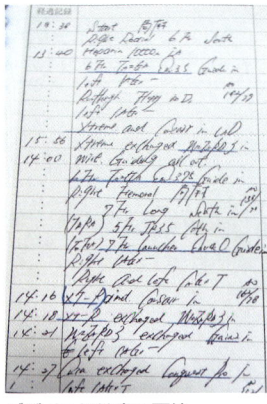

デバイスには青の下線

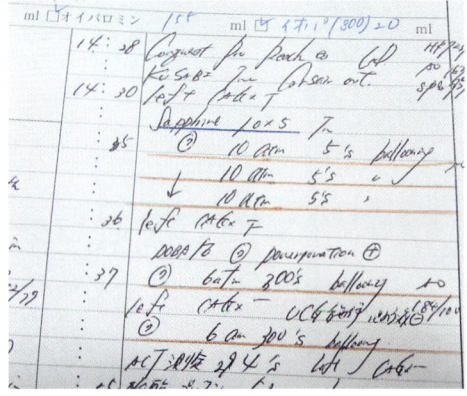

治療行為には赤の下線

> 当院では、デバイス名には青の下線を、治療行為には赤の下線を引いています。デバイスを繰り返し使用する場合、デバイス名とサイズの把握がしやすく、医師にサイズを確認された際にも答えやすいという利点があります。

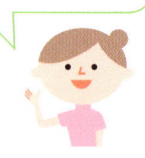

▶コスト用紙（湘南鎌倉総合病院の場合）

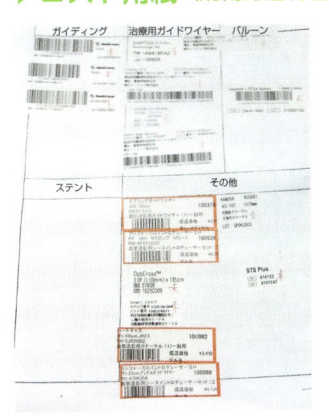

> 当院では、「ガイディングカテーテル」「ガイドワイヤー」「バルーン」「ステント」「その他」で分類し、製品のシールを貼ることで使用デバイスがすぐにわかるように工夫しています。

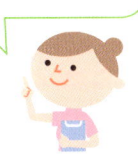

▶記録項目

記録項目	記録時のポイント
1. 入室時のバイタルサイン	・入室後、治療行為によって変化を知るためにも入室時のバイタルサインの記載は重要（血圧・脈拍・脈のリズムや不整脈の有無・酸素飽和度） ・心電図のST変化も重要なため、変化領域を記載するようにする
2. 治療行為・薬剤投与時のバイタルサイン	・治療や検査、薬剤による副作用や合併症の早期発見にも役立つ
3. ヘパリン投与時間	・時間の把握は重要な事項であり、ヘパリン作用の半減期である1時間で活性化凝固時間（activated clotting time：ACT）測定やヘパリンの追加投与が必要
4. 穿刺部の変更	・治療戦略による穿刺部位の追加や変更は別 ・アプローチ部位の血管に蛇行があり、デバイスが進まなかった場合は特記事項として記録を残すことで、次回の検査や治療時に役立つ

血管撮影検査における被曝防護

- 心臓カテーテルはX線透視下に行われ、患者・術者・看護師・診療放射線技師も被曝するため、被曝軽減・被曝防護の知識が必要です。
- 職業被曝に対する線量限度については、放射線従事者の放射線被曝の上限値が定められており、ガラスバッチ（蛍光ガラス線量計）やOSLD（光刺激ルミネセンス線量計）による線量測定が義務づけられています。

▶職業被曝に対する線量限度 *

実効線量限度	100mSv/5年（年平均20mSv） （ただし、いかなる年度の1年間にも50mSvを超えない）
水晶体の線量限度	150mSv/年
皮膚の線量限度	500mSv/年
手および足の線量限度	500mSv/年
女性の線量限度	5mSv/3か月 （妊娠の可能性のない者には必ずしも適応するする必要はない）
妊婦の腹部表面の線量限度	2mSv/3妊娠期間 （妊娠を申告した場合）

＊ICPR1990年勧告取り入れによる職業被曝に対する線量限度

▶外部被曝防護の三原則

1. 被曝時間の短縮	・術者が、必要最小限の透視・撮影を心がける。 ・患者が動くことなく実施できるよう、体位調整や声かけを行う。
2. 線源からの距離	・業務に支障のない範囲で患者から離れ、散乱X線からの被曝を避けるよう心がけることが重要となる。 ・散乱線は、I.Iの方がX線管球側より少ないため、斜位での透視中に患者ケアが必な場合はI.I側に立つよう心がけるとよい。
3. 遮蔽	・防護エプロンの装着が必須となる。0.25mm鉛当量のプロテクター着用で散乱X線の90％を遮断することが可能となる。 ・患者から1.5mの位置で透視時間1時間当たりの被曝量は、自然放射線量と区別できないくらい少ない。 ・撮影時に検査室内にとどまる必要がある場合は、散乱X線が透視時の10倍程度に増えるため、防護衝立（遮蔽板）を活用し、水晶体防護用の防護メガネや甲状腺プロテクターを使用する。

▶カテーテル室に入室する医療者の装備

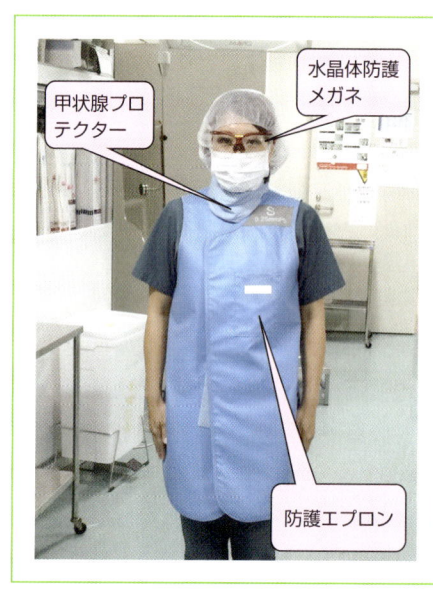

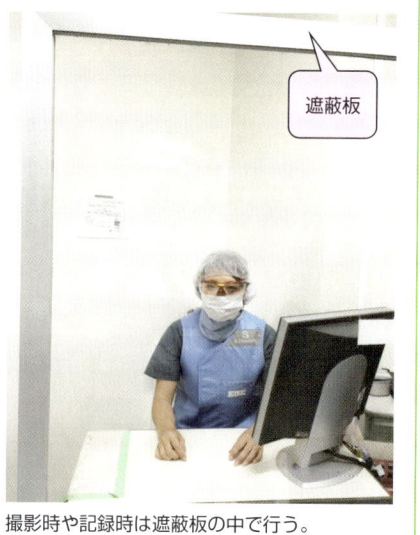

撮影時や記録時は遮蔽板の中で行う。

▶患者被曝線量

部位	症状	しきい線量（Gy）	発症までの時間
皮膚	早期一過性紅斑	2	2〜24時間
	一過性脱毛	3	3週間
	主紅斑反応	6	1.5週以内
	永久脱毛	7	3週以内
	乾性落屑	14	4週以内
	湿性落屑	18	10週以内
	虚血性皮膚壊死	18	10週以内
	二次潰瘍	24	6週以内
眼	水晶体混濁	1〜2以上	5年以上
	白内障	5以上	5年以上

日本インターベンショナルラジオロジー学会：第3回インターベンションエキスパートナース講習会テキスト（2013年）．より抜粋し引用

> 患者皮膚線量が3Gy（繰り返される手技に関しては1Gy）を超えた場合には被曝部位とともに記録し、10〜14日後に追跡調査を実施する必要があります。

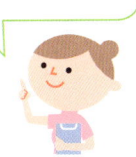

文献

1. 東京医科大学医学教育学講座：WHO患者安全カリキュラムガイド多職種版 2011.
2. 日本医師会：医療安全管理指針．2002.
3. キャサリン・コルカバ著，太田喜久子監訳：コルカバ コンフォート理論 理論の開発過程と実践への適用．医学書院，東京，2008.
4. 日本アイソトープ協会：ICRP publication 26 国際放射線防護委員会勧告．日本アイソトープ協会，東京，1987.
5. 京慈懇話会：ナースのためのIVRの実際と看護．日本シエーリング，2012.

Part 4 心臓カテーテル看護

6 緊急カテーテル検査・治療の看護

心臓カテーテル検査・治療は緊急の場合、昼夜問わずに行われます。いつでも緊急カテーテルが行える体制と迅速に対応できる安全な環境づくりが必要です。
ここでは救急外来（ER）からの緊急カテーテル施行までの流れとポイントを解説します。

救急外来（ER）で行うこと

- 緊急カテーテルは時間との戦いです。door to balloon time短縮のため（→p.148）、救急外来では必要最低限の処置、アナムネ聴取を行います。
- 早急な心臓カテーテル治療が必要な場合、カテーテル室へ処置を引き継ぐ場合もあります。病状に合わせた対応と処置、引き継ぎが重要です。

▶ER*での主な看護ケア

1. アナムネ聴取	・現病歴・既往歴 ・身長・体重（IABP挿入時には、身長把握が重要） ・アレルギー歴（特に造影剤アレルギーの既往がないか） ・薬歴（ビグアナイド系の内服薬の有無）
2. 検査	・心電図 ・心エコー ・胸部X線 ・採血 ・（必要に応じて）MRIやCT（大動脈解離や脳出血否定のため） ・バイタルサイン測定
3. 処置	・末梢ラインの確保（左手） ・膀胱留置カテーテルの挿入 ・（必要に応じて）挿管や体表ペーシング ・各種点滴投与
4. 内服	・抗血小板薬の投与（当院では、医師の指示にて救急外来で実施）

*ER：emergency room

患者搬入の情報を得てから入室まで
（急性心筋梗塞患者の場合）

1 情報収集（電子カルテから）
- 現病歴の把握
- 心電図
- 採血データ（心筋酵素・腎機能・トロポニン値・末血データ・その他異常値）

> 患者入室後にあわてて準備をしなくてもよいように、予測し、準備を行います。
> これらの情報は各コメディカルに伝え、共有することが重要です。カルテに記載のない情報（不穏の有無等）に関しては、直接担当医へ確認しましょう。

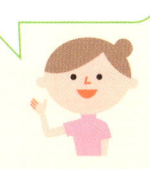

2 得た情報をもとに準備
- 主に心電図から得た情報をもとに処置の準備をします。心電図から得る情報は多く、機器や薬剤準備に役立ちます。

▶心筋梗塞部位と心電図

梗塞部位		Ⅰ	Ⅱ	Ⅲ	aVR	aVL	aVF	V1	V2	V3	V4	V5	V6	主な閉塞枝
前壁中隔 (anteroseptal)								○	○	○	○			左前下行枝
広範前壁 (extensive anterior)		○				○		○	○	○	○	○	△	左前下行枝
側壁 (lateral)		○				○						○	○	左前下行枝 左回旋枝
高位側壁 (high lateral)		○				○								左前下行枝 左回旋枝
下壁 (inferior)			○	○			○							右冠動脈
純後壁 (posterior)								＊	＊					左回旋枝 右冠動脈

○：梗塞波形がみられる　△：ときにみられる　＊：ST下降、R波増高、T波増高

渡辺重行監修：急性心筋梗塞．医療情報科学研究所編，病気がみえるvol.2循環器 第3版，メディックメディア，東京，2010：96．より一部改変し引用

▶急性心筋梗塞による心電図変化の例

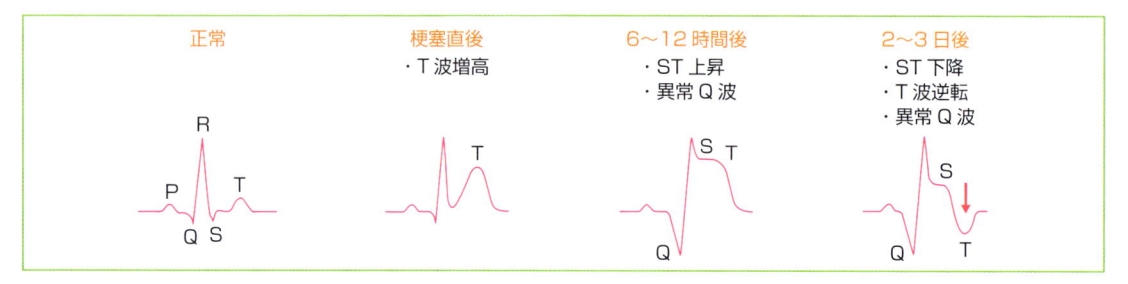

正常	梗塞直後	6～12時間後	2～3日後
	・T波増高	・ST上昇 ・異常Q波	・ST下降 ・T波逆転 ・異常Q波

▶右冠動脈（RCA）領域での虚血

状態	考えられる処置	必要な準備
ブロックや徐脈の出現	一時的ペーシングの可能性	頸部消毒の準備
		ペーシング機材の準備
	除細動の使用	パットの準備
	昇圧	昇圧薬の準備

▶左冠動脈主幹部・多枝の虚血

状態	考えられる処置	必要な準備
ブロックや徐脈の出現	一時的ペーシングの可能性	頸部消毒の準備
ショック状態		ペーシング機材の準備
	IABP挿入	両鼠径部の消毒準備
		IABP準備
	PCPS挿入	両鼠径部の消毒準備
		IABP準備
	昇圧	昇圧薬の準備
	呼吸補助	挿管準備

> **Column　door to balloon time**
>
> 　ST上昇型心筋梗塞（ST elevation myocardial infarction：STEMI）の患者が救急外来のドアを開けて病院に到着してから、カテーテル室に運ばれて最初に詰まった血管の中のバルーンを広げるまでの時間を、door to balloon timeといいます。AHAのガイドラインでは、この時間が短いほど院内の死亡率や合併症を起こす確率は下がり、90分以内が理想とされています。
>
> 　救急外来から心臓カテーテル室までの流れのなかで、door to balloon timeを短縮するためには、情報収集と申し送りそしてスタッフ間の共有がポイントとなります。カテーテル検査・治療にかかわるすべてのスタッフで声かけを行いながら実施することが重要です。

入室時

- 救急外来看護師から心臓カテーテル室看護師へ申し送りを行います。

▶緊急カテーテル患者用の申し送り用紙

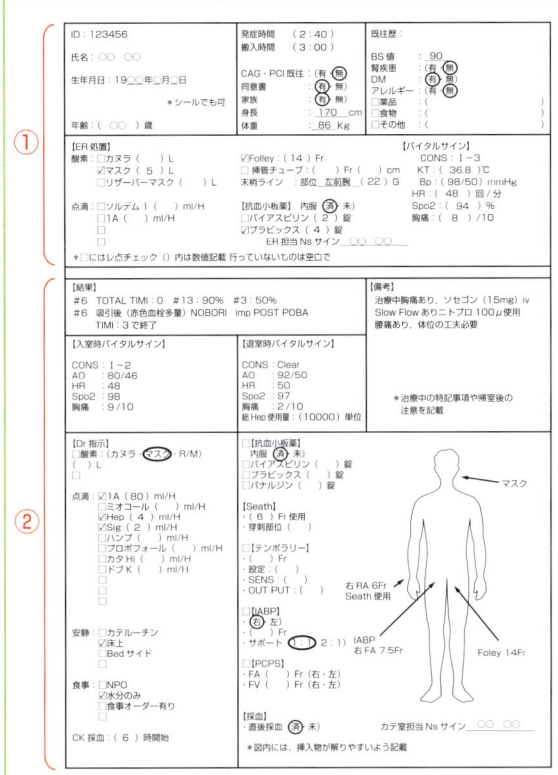

①ER→カテーテル室への申し送り内容
ER担当看護師が記載。すべて記載があり、特記事項がなければ口頭での申し送りは除いている。

②カテーテル室→病棟への申し送り内容
カテーテル室担当看護師が記載。治療内容と術後の処置、患者に挿入されているものが一目でわかるようになっている。

③病棟での管理内容
病棟看護師が記載。

©湘南鎌倉総合病院

> 当院では、すぐに治療に入れるよう、救急外来からの申し送りを省略し緊急カテーテル患者用の申し送り用紙を活用しています。

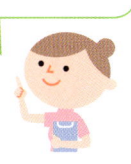

入室後

1 患者準備
- 予定穿刺部位以外にも、処置が予測される場合には、先にアセスメントした内容をもとにすぐに実施できるように鼠径部や頸部の消毒準備を行っておくとスムーズです。
- 点滴ラインには、三方活栓をあらかじめ増やして準備しておくと、追加薬剤の投与時にはすぐに投与開始が可能となります。
- 患者の安全・安楽の確保が重要です。胸部痛が強く、体動がある場合には患者に伝え、必要に応じて抑制を実施します（→p.138）。

2 タイムアウトの実施（→p.118）
- アレルギー情報や抗血小板薬内服の有無に関しては重要な共通認識の1つであり、タイムアウト時の確認項目です。

3 抗血小板薬の内服
- ERで内服が行われていない場合は、治療開始時に忘れず内服してもらいます。
- ローディングが必要な場合は、噛み砕き内服するよう指示をします。

4 記録
- 普段の記録以外にも、緊急カテーテル時は右記の項目を記載します。

  - 入室時の胸痛（スケール表示）
  - 治療開始と終了時のTIMI分類（→p.24）
  - 再灌流時間
  - 血栓吸引時は、血栓の性状

退室時

1 病室・ベッドの準備
- 病棟看護師へ治療の進行状況を随時報告します。病棟看護師は検査後すぐに温かい布団に入れるよう、検査・治療中にベッドを準備しておきます。寒く、機械に囲まれた環境から早く横になれることは患者の安心につながります。
- カテーテル検査台から病棟のベッドまでの移動回数は少ないほうが患者の負担は少ないです。

2 病棟看護師への申し送り
- 救急外来での処置から、カテーテル室での処置内容・検査終了後の観察項目が一覧でわかるように救急外来からの緊急カテーテルチャートへ追記し、効率よく申し送りができるようにします。

Part 5
検査・治療で使用する主なデバイス

1. シース
2. 診断カテーテルとガイディングカテーテル
3. ガイドワイヤー
4. バルーンカテーテル
5. ステント
6. 止血デバイス

1 シース

シースイントロデューサーは、心臓カテーテルの検査・治療の際、最初に血管に挿入されるデバイスで、一般的に「シース」と呼ばれています。
カテーテルの手技の間、血管内に留置されたままとなり、出血を抑えて各デバイスの血管内への出し入れを容易にします。

シースの構造

- シースには通常、内筒（ダイレーター）、外筒（シース本体）、ガイドワイヤー、穿刺針がセットされています。
- 一般的なシースの内筒と外筒はプラスチック製です。
- シースのカテーテル挿入部は一方弁になっており、血液の逆流を防ぐ構造になっています。

▶シースセットの例

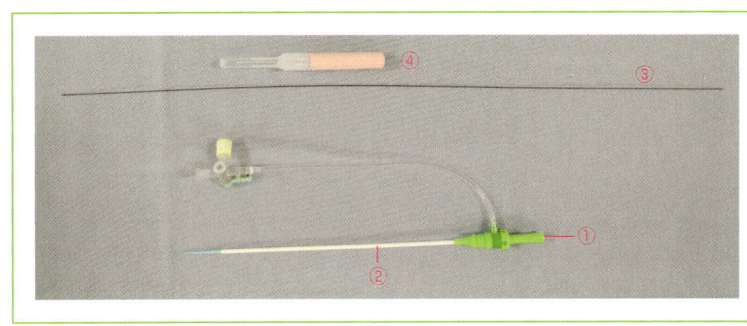

①シース内筒（ダイレーター）
②シース外筒（シース本体）
③ガイドワイヤー
④穿刺針

シースの留置方法

- 血管穿刺後、穿刺針経由に挿入したワイヤーをガイドに、内筒と外筒を組み立てたシースを血管内に留置します（セルジンガー法）。
- 切皮し挿入する際に血管を傷つけないように内筒はスムーズに先細りし、外筒との段差を最小限にして挿入の際の抵抗を減らしています。
- その後内筒（ダイレーター）とガイドワイヤーを抜去し、シース側孔の三方活栓を開き、空気抜きと必要に応じてヘパリンの注入を行います。

▶留置されたシース

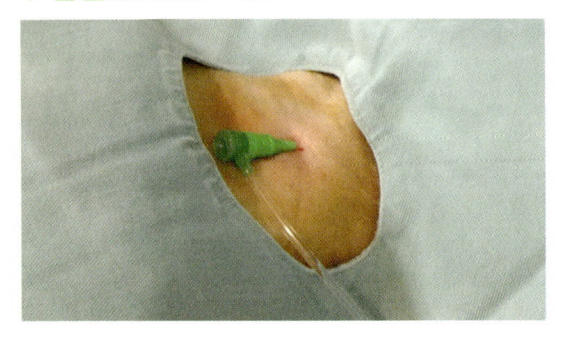

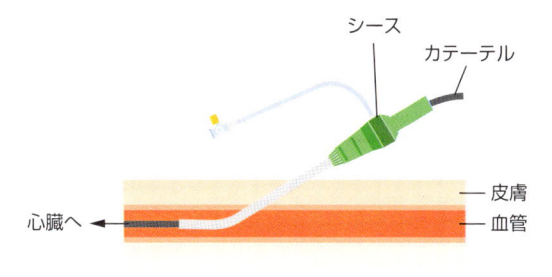

シースの種類と選択

- シースのサイズは国際基準で色分けされています。
 4Fr.→ レッド　5Fr.→ グレー　6Fr.→ グリーン　7Fr.→ オレンジ　8Fr.→ ブルー
 9Fr.→ ブラック　など
- 橈骨動脈のようなスパスム（攣縮）を起こす血管では、シースの抜去に難渋することがあり、7Fr. MEMO も可能ですが、6Fr.以下が望ましいです。
- 穿刺針、ワイヤーの先端カーブ、シースの長さ等は種類によって異なり、術者が患者状態に応じて選択します（細い血管には20ゲージの穿刺針や0.025インチのワイヤーのセットを使用し、太い血管にはより太い穿刺針やワイヤーを使用するなど）。
- 挿入時の抵抗が減るよう外筒がコーティングされたシースや、血管拡張薬を注入しやすいように側孔付きのシースもあります。

MEMO Fr.（フレンチ）
Fr.は、シースやカテーテルの太さを表す単位です。3Fr.が約1mmに相当します。

特殊なシース

1. ロングシース

- 20cm以上の長いシースで、穿刺部近位の血管蛇行が強い場合に使用します。

2. ピールオフシース

- カテーテルを留置した後、外筒を割って除去できます。
- 主にペースメーカーリード挿入時に使用します。

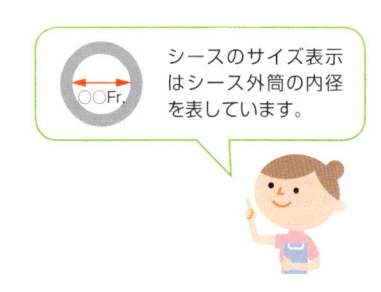

シースのサイズ表示はシース外筒の内径を表しています。

2 診断カテーテルとガイディングカテーテル

冠動脈造影検査用のカテーテルを診断カテーテル、PCIで使われるカテーテルをガイディングカテーテルといいます。
動脈圧のモニタリング、造影剤の注入を行うのみならず、体外から冠動脈入口部まで進め、治療デバイスを冠動脈内に進める橋渡しを担います。

カテーテルの構造

- カテーテルを冠動脈に挿入するための操作性、カテーテル先端で血管を傷つけない安全性、デバイスを進めるサポート性や治療の際には、ガイディングカテーテルにバックアップサポート（→p.156）が求められます。
- ガイディングカテーテルは、シャフトと呼ばれる中間部に金属ブレードを入れることにより、診断カテーテルに比べて硬く、サポート性を保ちながら、折れ曲がりにくい構造になっています。
- カテーテル壁は薄く内腔が広く、内層は血栓ができないようコーティングされています。

▶ガイディングカテーテルが挿入されるイメージ

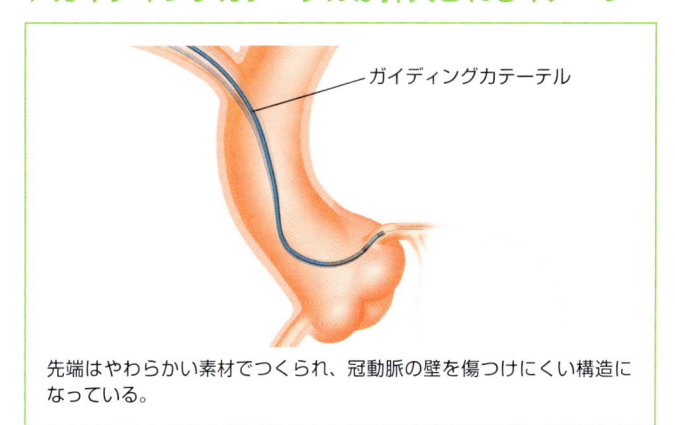

先端はやわらかい素材でつくられ、冠動脈の壁を傷つけにくい構造になっている。

（写真提供：テルモ株式会社）

診断カテーテルの種類と選択

- 診断カテーテルのサイズは3〜6Fr.で、4Fr.が主流です。
- 右心カテーテル検査ではスワン・ガンツカテーテル、左心カテーテル検査では左右のジャドキンスカテーテルなどが使用されます。

▶診断カテーテルの例

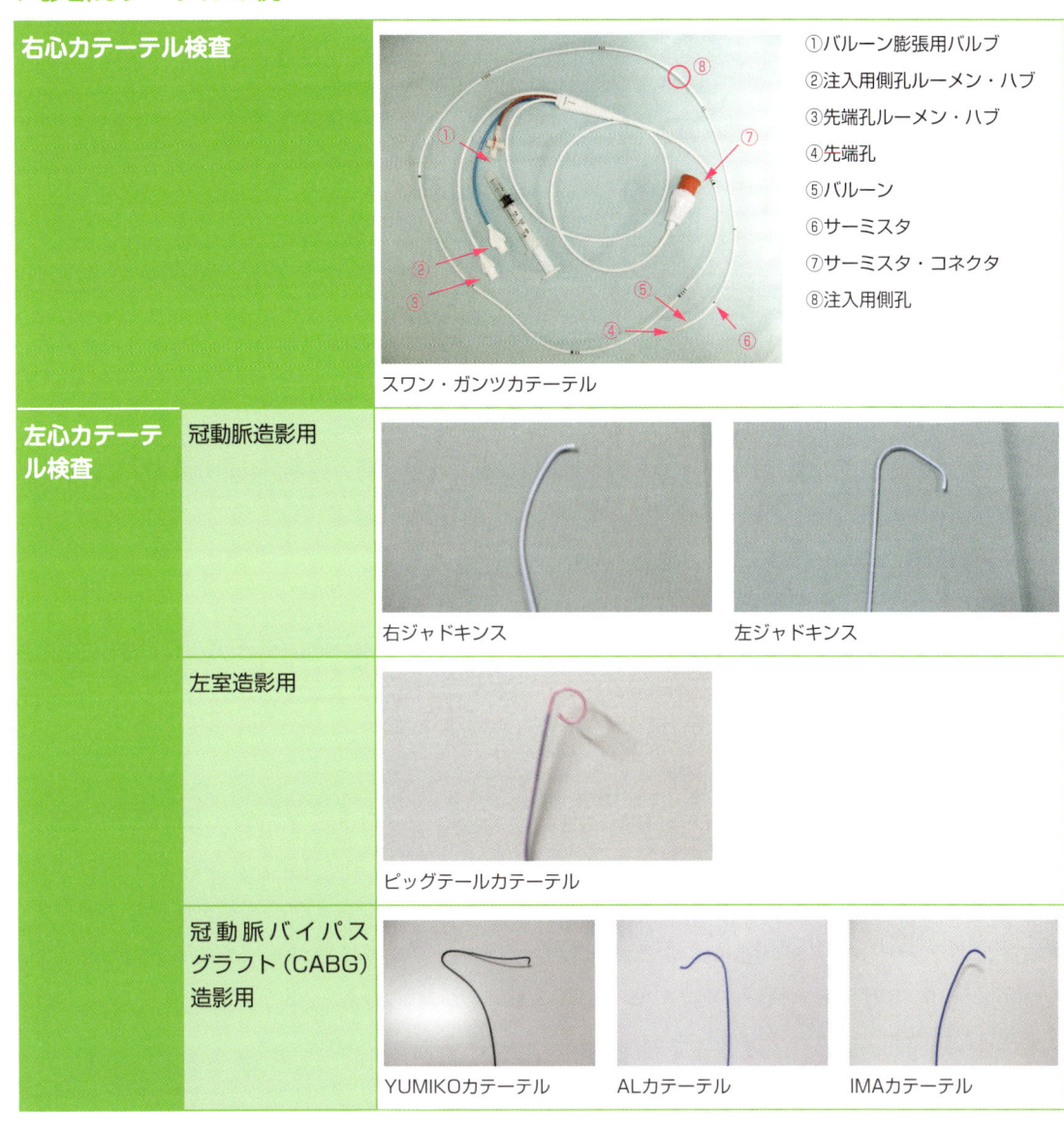

右心カテーテル検査		スワン・ガンツカテーテル ①バルーン膨張用バルブ ②注入用側孔ルーメン・ハブ ③先端孔ルーメン・ハブ ④先端孔 ⑤バルーン ⑥サーミスタ ⑦サーミスタ・コネクタ ⑧注入用側孔		
左心カテーテル検査	冠動脈造影用	右ジャドキンス	左ジャドキンス	
	左室造影用	ピッグテールカテーテル		
	冠動脈バイパスグラフト（CABG）造影用	YUMIKOカテーテル	ALカテーテル	IMAカテーテル

ガイディングカテーテルの種類と選択

- 各デバイスの細径化が進み、現在のガイディングカテーテルは6Fr.では内腔に0.014ガイドワイヤー2本、バルーンカテーテル1本、ステント1本の通過が可能になっています。
- 6Fr.ではロータブレーターは1.75mmバーまで使用可能ですが、それ以上のバーが必要な場合には7Fr.以上のガイディングカテーテルを用います。
- 長時間の治療や入口部近傍の狭窄に対する治療の際には、ガイディングカテーテルによるウェッジで冠血流の低下、消失に陥り心室細動やカテーテル内の血栓形成など、重篤な合併症を起こす危険性があります。安全性の確保のため、側孔（サイドホール）付きのガイディングカテーテルを使用

し、冠動脈への血流を確保することもあります。ただし、造影剤を多量に必要とするので注意が必要です。
- 左右の冠動脈入口部の形状は、身長、体型の違いによりさまざまです。それゆえにカテーテル形状やカテーテルシャフトの硬さも多種多様であり、術者が手技に合わせて選択します。
- 冠動脈内に挿入されるカテーテル先端はやわらかく、先端と第1カーブの距離が短いショートタイプのほうが、入口部の損傷が少ないです。

▶ ガイディングカテーテルのカーブ

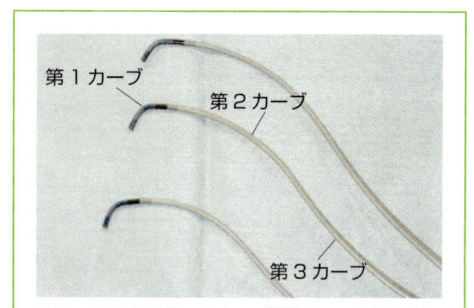

カテーテルには3つのカーブがあり、曲がり方により、冠動脈への入りやすさや固定のしやすさが左右される。

1. ジャドキンス（Judkins）型
- 最も基本的な左ジャドキンス（JL）は2か所に形成されたカーブ間の長さが4cmのJL4が基本です。
- 先端部のチップが短いショートタイプや変形カテーテルも存在します。
- 対側の大動脈壁でバックアップサポート MEMO を取るタイプです。
- JLは反時計回りに、右ジャドキンス（JR）は時計回りに回転しながら挿入します。
- JRは大動脈内に浮いておりバックアップを得るには回転を増し血管とカテーテルを同軸（コアキシャル）に保ったり、過挿入（ディープシート）する必要があります。

2. アンプラッツ（Amplatz）型
- 左アンプラッツ（AL）は、先端と第1カーブ間で、0.75cmから1cm、1.5cm、2cmとカーブが増します。大動脈弁でバックアップを取る形状で、回旋枝のバックアップが必要な病変や、右冠動脈や大腿静脈グラフト（SVG）の治療の際、当院では先端がショートタイプの形状を使用しています。
- 右アンプラッツ（AR）は、ALに比べてカーブが強くカテーテルの先端が90度やや下を向く形状で、Hi-take-offの右冠動脈やSVGグラフで使用することがあります。バックアップが取りにくく、使用頻度は低いです。

3. バックアップ（Buck-up）型
- 鋭角なカーブがなく、デバイス通過によるカテーテル内での抵抗を減らしつつ大動脈でバックアップを取る形状です。当院では左の冠動脈治療で最も使用しています。

4. マルチパーパス（Multipurpose）型
- 第1カーブのみのカテーテルで、右冠動脈の起始異常や右冠動脈（RCA）へのSVGの治療の際に選択します。

MEMO バックアップサポート
ガイディングカテーテルがデバイスを冠動脈内に通過させるために、ガイディングカテーテルが冠動脈入口部からはず

れないようにする力をバックアップサポートといいます。これはPCIを容易に成功させるうえで重要な要素です。通常Frサイズが大きければ大きいほどバックアップサポートは大きくなります。

▶ガイディングカテーテルのさまざまな形状

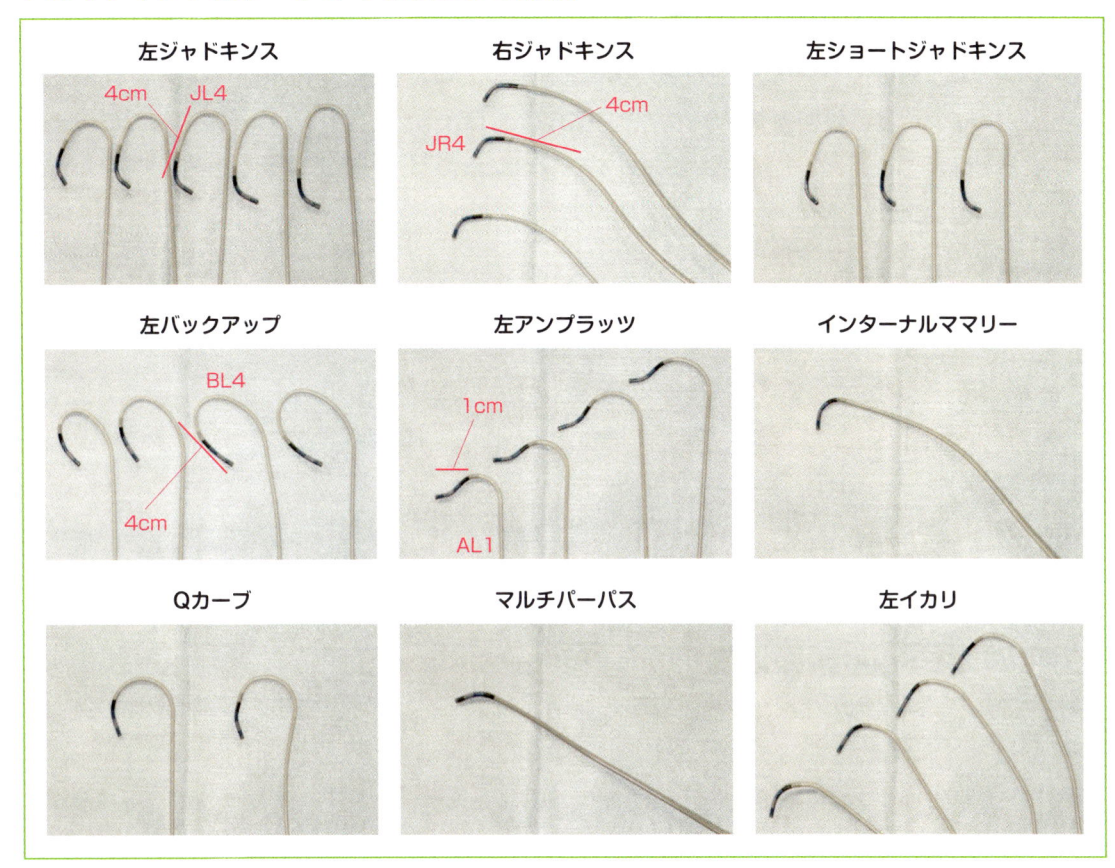

左ジャドキンス	右ジャドキンス	左ショートジャドキンス
左バックアップ	左アンプラッツ	インターナルママリー
Qカーブ	マルチパーパス	左イカリ

特殊なカテーテル

1. 血栓吸引カテーテル

- 急性心筋梗塞などで病変部に大量の血栓が存在すると、末梢塞栓を起こし心筋障害や心室性不整脈の原因となる場合があります。ワイヤー通過後に血栓を吸引し、病変の同定や血栓による末梢閉塞を防ぐ目的で使用します。

2. 子カテ

- カテーテルは細径なほど使用造影剤量を減らせますが、バックアップサポートは弱くなります。細径を使用する場合はガイディングカテーテルを入口部に対してなるべく同軸（コアキシャル）に保つ、冠動脈内に過挿入（ディープシート）させる、子カテを使用する方法で、バックアップサポートを増強することもあります。

Part 5 検査・治療で使用する主なデバイス

3 ガイドワイヤー

ガイドワイヤーは、カテーテル等を血管内に挿入するときにガイドとして用いるワイヤーで、診断カテーテル用とPCI用があります。
病変部を通過した後は、このガイドワイヤーにバルーンやステントなどを沿わせて運びます。

ガイドワイヤーの構造

1. 診断カテーテル用ガイドワイヤーの特徴

- 一般的に、折れにくいニッケルチタンの芯線に、滑り性がよい親水コーティングされたワイヤーが使用されます。
- 柔軟性が高く、屈曲した血管にも使用しやすく、カテーテルや血管壁との抵抗を感じません。
- 最近は先端が深いJ型にカーブが形成されたタイプを使用し、側枝血管へ迷入や穿孔を防いでいます。

2. PCI用ガイドワイヤーの特徴

- 冠動脈内の操作のため、先端はやわらかく、シャフトはステントなどのデバイスを通過させるため、サポート性を保つように、決して折れない硬い構造をしています。
- ワイヤーは0.014インチのワイヤーが主流で、太いほどサポート性が増します。
- 先端の硬さ（スティッフネス）、先端形状のメモリー性、先端の先細り（テーパー）構造、トルク伝達性、コーティング剤でワイヤーの特徴が決まり、先端荷重でおよその硬さを表現します。
- 病変により先端を形成させて使用します。

▶ガイドワイヤーの例

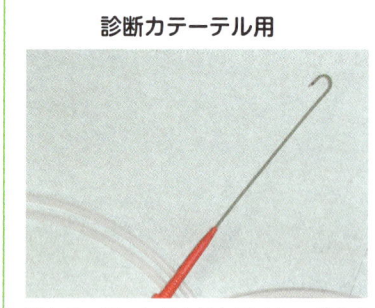

診断カテーテル用	PCI用
親水コーティングされたワイヤーが広く使用される。	非常に細いワイヤーで、PCIにおいては病変を通過することが最も重要となる。

▶PCI用ガイドワイヤーの構造

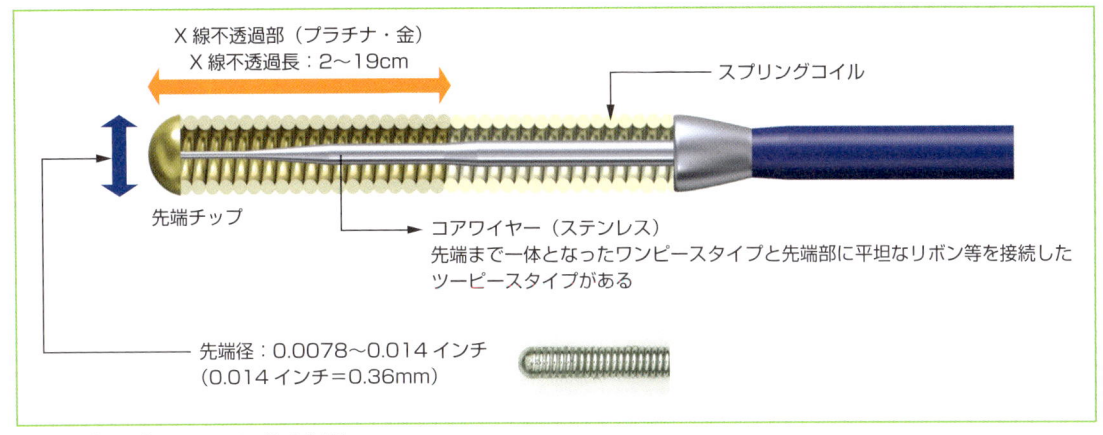

X線不透過部（プラチナ・金）
X線不透過長：2〜19cm
スプリングコイル
先端チップ
コアワイヤー（ステンレス）
先端まで一体となったワンピースタイプと先端部に平坦なリボン等を接続したツーピースタイプがある
先端径：0.0078〜0.014インチ
（0.014インチ＝0.36mm）

（写真提供：日本ライフライン株式会社）

ガイドワイヤーの材質

- ガイドワイヤーの材質は、金属コイルとプラスチックに大きく分類されます。
- どちらも先端はやわらかく、術者がカーブをつくってから使用します。

1. 金属コイルワイヤー

①スプリングワイヤー
- ステンレスの芯線にPTFEコートしてあるワイヤーです。しっかりとしたサポート性があります。

②メタルワイヤー
- 最も硬いワイヤーで、アンプラッツ（Amplatz）ワイヤーと呼ばれます。
- PTAV、PTMCやTAVIなど9Fr.以上の太いデバイスを使用する際に有用です。
- ワイヤー先端での組織穿孔を防ぐために、ピッグテールカテーテル様にまでカーブを形成して使用します。

2. プラスチックワイヤー

- 滑りがよいため病変部を通過しやすいのですが、十分に注意しないと冠動脈穿孔を起こす危険があります。

特殊なガイドワイヤー

1. 慢性完全閉塞（CTO）用ワイヤー

- 通常の安全性を重視した先端荷重1g以下のワイヤーに比較して、閉塞部分を通過させる穿通力のある先端荷重0.6〜20gのワイヤーです。
- 先端荷重が重く、断面積が狭いほど穿通力が上昇しますが、血管穿孔の危険性も上昇します。通常

は、安全性の確保のため、先端荷重の低いワイヤーから必要に応じて荷重を上げていきます。
- 近年のCTO病変の治療では、シネ装置では確認できない細かいマイクロチャネルを選択する先端荷重の1g以下のテーパーワイヤーが開発され、飛躍的にワイヤー通過率が上昇しました。

2. エクステンションワイヤー

- 165cmの延長ワイヤーです。一般的なワイヤー後端に装着します。
- マイクロカテーテルなどの交換時に使用します。

3. ロングワイヤー

- 300cmの長さがあります。
- レトログレードアプローチのCTO治療の際に使用されることがあります。

4. 末梢保護デバイス

- 標的病変の遠位側へプラークや血栓による末梢塞栓を予防するためのデバイスです。
- 冠動脈用のデバイスにはPercusurge GuardwireとFiltrapがあります。

Column　PCIで使用する主なデバイス

　基本的にディスポーザブルで、血栓ができにくく、高圧注入に耐える性能をもったデバイスです。
　一連のカテーテル回路や操作の際に、空気の混入、血栓の形成、不要な血液の漏出、造影剤の浪費、および放射線の照射を避ける必要があります。

▶PCI用デバイスシステムのイメージ

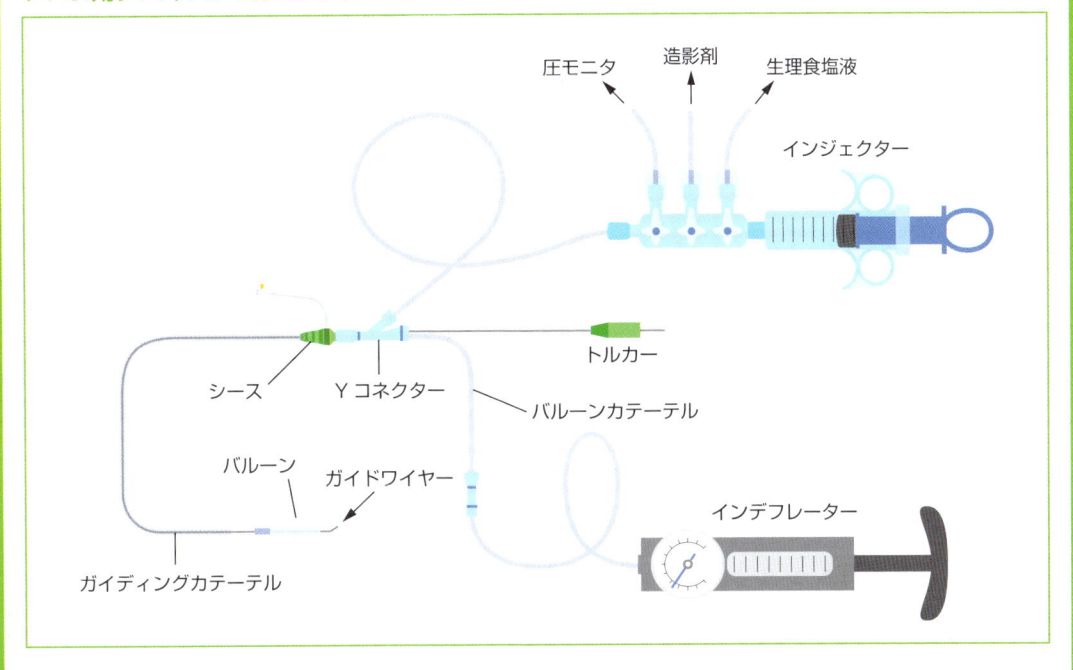

- 圧モニタ
- 造影剤
- 生理食塩液
- インジェクター
- シース
- Yコネクター
- トルカー
- バルーンカテーテル
- バルーン
- ガイドワイヤー
- インデフレーター
- ガイディングカテーテル

▶PCIの補助デバイス

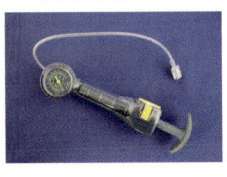

インデフレーター
バルーンやステントを拡張するための圧力計付きシリンジ。薄めた造影剤をバルーンに注入し、拡張させる。

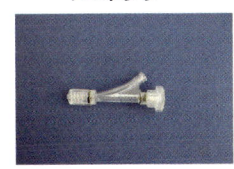

Yコネクター
カテーテルハブに装着する圧測定および造影剤注入孔と、バルーンなどのデバイス挿入孔に分かれる。

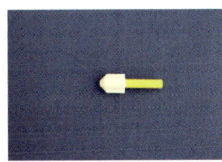

トルカー
ガイドワイヤーの回転、操作を容易にするはめ込み式のデバイス。

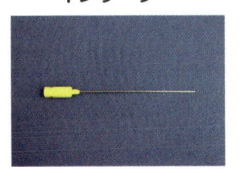

インサーター
金属製で尖端が尖っていないニードル。Yコネクターのデバイス挿入孔に挿入し、止血しながらワイヤー操作を行う。

Part 5 検査・治療で使用する主なデバイス

4 バルーンカテーテル

バルーンカテーテルは、ガイドワイヤーが病変を通過した後、冠動脈の狭窄部をバルーン（風船）で拡張するカテーテルです。
現在はバルーンのみでPCIを終了することは少なく、多くはステントの留置前に前拡張で使用されます。

バルーンカテーテルの構造

▶バルーンカテーテルの模式図（ラピットエクスチェンジ型）

バルーン　X線不透過マーカー　ガイドワイヤー挿入口
親水性ポリマーコーティング
シャフトチューブ
ハブ
深度マーカー

使用イメージ。冠動脈狭窄部分にガイドワイヤーを挿入して、バルーンカテーテルで拡張する。

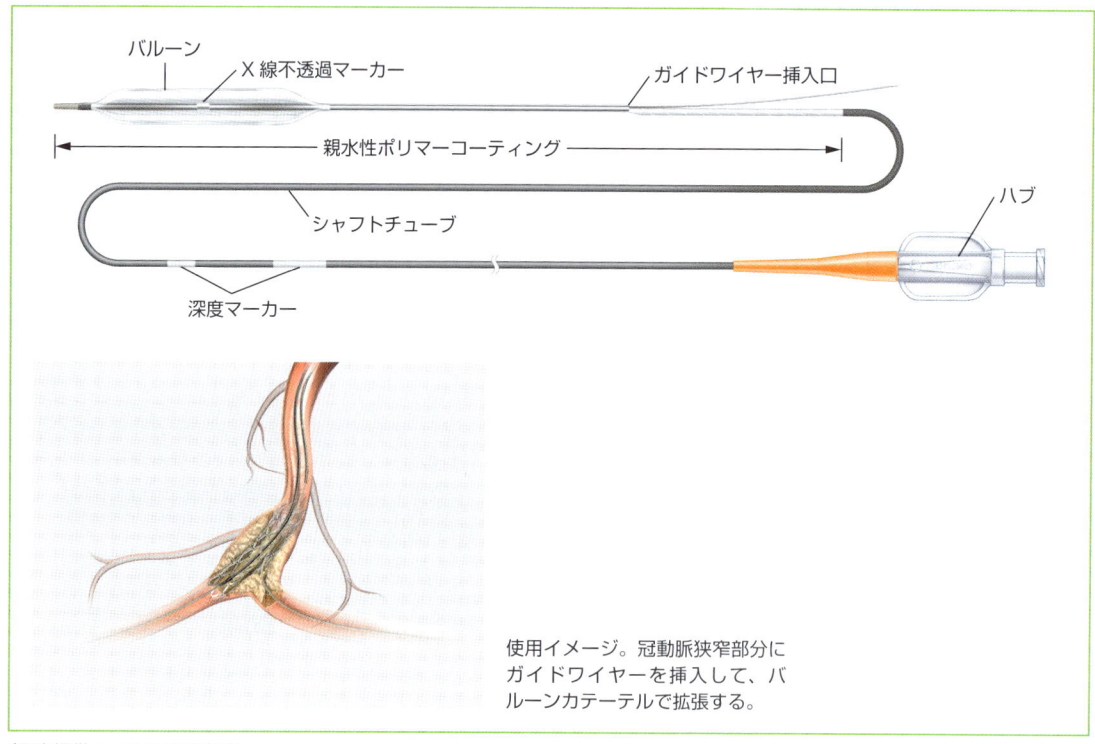

（写真提供：テルモ株式会社）

構造による分類

1. ラピットエクスチェンジ（RX）型
- 現在の主流であり、ワイヤーが通っている部分が短くシャフト径が細く、交換や操作性に優れています。

2. オーバーザワイヤー（OTW）型
- バルーンが病変を通過した状態でワイヤー交換が可能なため、一部の慢性完全閉塞に対する治療の際に使われることがあります。
- バルーンそのものの交換にはシャフト長の2倍以上のワイヤー、もしくは南都法など特殊な手技が必要です。

コンプライアンスによる分類

- コンプライアンスとは、バルーンの膨らみやすさという意味です。
- バルーンにはそれぞれ適正圧が設定されています。直径3mmのバルーンがちょうど3mmに膨らむためにかかる圧を「標準拡張圧（nominal pressure：NP）、これ以上加圧すると破裂する可能性のある圧を「最大拡張圧（rated burst pressure：RBP）」といいます。
- 各バルーンカテーテルによって圧が異なり、添付文書には「バルーンコンプライアンス」という表がついています。

1. セミコンプライアントバルーン
- およそ14気圧を加圧できるバルーンです。現在の主流で、第1選択として使用されます。
- バルーンが薄く通過性がよいですが、高圧拡張時に大きくなり、RBPも低いです。

2. ノンコンプライアントバルーン
- およそ18〜22気圧まで加圧できるバルーンです。

▶バルーンコンプライアンス表の例

圧力 P (kPa)	304	405	507	608	709	811	912	1013	1115	1216	1317	1419	1520	1621	1723	1824	1925	2026	2128	2229	2330	2432	2533
(atm)	3	4	5	6	7	8	9	10	11	12	13	14	15	16	17	18	19	20	21	22	23	24	25
バルーン外径 Ø(mm)																							
2.00	1.58	1.65	1.72	1.79	1.84	1.88	1.92	1.95	1.98	2.00	2.01	2.03	2.04	2.05	2.06	2.08	2.09	2.10	2.12	2.13	2.14	2.15	2.17
2.25	1.96	2.01	2.06	2.11	2.14	2.16	2.19	2.21	2.23	2.25	2.26	2.28	2.29	2.31	2.32	2.34	2.35	2.36	2.38	2.39	2.41	2.42	2.44
2.50	2.19	2.24	2.30	2.36	2.38	2.41	2.44	2.46	2.48	2.50	2.52	2.53	2.55	2.56	2.58	2.60	2.61	2.63	2.64	2.66	2.68	2.69	2.71
2.75	2.43	2.48	2.53	2.59	2.62	2.65	2.67	2.70	2.73	2.75	2.77	2.79	2.80	2.82	2.84	2.86	2.87	2.89	2.91	2.93	2.94	2.96	2.98
3.00	2.65	2.71	2.76	2.82	2.85	2.89	2.92	2.95	2.97	3.00	3.02	3.04	3.06	3.08	3.10	3.11	3.13	3.15	3.17	3.19	3.21	3.23	3.25
3.25	2.89	2.95	3.01	3.07	3.10	3.14	3.17	3.20	3.22	3.25	3.27	3.29	3.31	3.33	3.35	3.37	3.39	3.42	3.44	3.46	3.47	3.48	3.51
3.50	3.13	3.19	3.26	3.32	3.35	3.39	3.42	3.45	3.47	3.50	3.52	3.54	3.57	3.59	3.61	3.63	3.65	3.68	3.70	3.72	3.74	3.74	3.76
3.75	3.37	3.44	3.50	3.56	3.60	3.63	3.66	3.69	3.72	3.75	3.77	3.80	3.82	3.84	3.86	3.88	3.90	3.92	3.94	3.96	3.98	3.99	4.01
4.00	3.58	3.65	3.72	3.79	3.83	3.87	3.90	3.94	3.97	4.00	4.02	4.04	4.06	4.08	4.10	4.12	4.14	4.16	4.18	4.20	4.22	4.25	4.27
4.50	4.02	4.10	4.19	4.28	4.32	4.37	4.40	4.44	4.47	4.50	4.53	4.56	4.59	4.63	4.66	4.68	4.71	4.75	4.78	4.81	4.84	4.87	4.91
5.00	4.52	4.59	4.67	4.75	4.80	4.85	4.89	4.93	4.96	5.00	5.03	5.06	5.09	5.13	5.16	5.18	5.21	5.25	5.28	5.31	5.34	5.37	5.40

NP 推奨拡張圧 Nominal Pressure　　RBP 最大拡張圧（この圧を越えないこと）Rated Burst Pressure

各バルーンカテーテルには、「何気圧で加圧すると（インフレーション圧力）、何mmまで拡張するのか（バルーン外径）」を示した表が添付されている。

（資料提供：テルモ株式会社）

特殊なバルーンカテーテル

1. プロファイリングバルーン
- バルーン表面に金属ブレードやワイヤーが装着され、プラークに切れ込みを入れることで拡張効果が期待できます。

2. パーフュージョンバルーン
- 血管解離や穿孔時に5分以上の長時間、バルーン拡張する際にバルーン前後の側孔から拡張した末梢へ血流を保ちます。

3. 薬剤溶出性バルーン
- ステント植込み部が再狭窄した場合に治療手段として用いられます。
- バルーンカテーテル表面に塗布した薬剤がバルーン拡張とともに血管の狭窄部位に浸透し、再狭窄を防ぎます。

5 ステント

ステントは、網状になった金属製の小さな筒です。バルーンで拡張した血管を内側から支えることにより、治療後の閉塞予防、また長期的には再狭窄を軽減させる目的で使用されます。
バルーンと同様に、多様な病変に合うようさまざまな長さや径のものがあります。

ステントの構造

- 1本のステンレスをコイル状に形成したコイルステントや、ステンレス管をレーザーカットした構造のステントもありますが、現在はコバルト合金のストラットを波型に形成した冠状のエレメントをレーザー溶接させた、リンク構造のステントが主流となっています。
- コバルト合金はステンレスより強く、支持力（radial force）、視認性を保ったままストラットを薄くすることが可能になりました。
- 血管追従性（conformability）を増すように、リンクの位置をらせんにしたり、ストラット表面の研磨処理やエッジの処理など、慢性的な炎症の原因を減らすよう工夫されています。

▶ステントの構造

ステントストラットの断面図
ベースコート厚
ストラット
ポリマー薬剤層

金属マーカー

ステントの両端を示す金属マーカーはステントごとに位置が異なる。

（写真提供：アボット バスキュラー ジャパン株式会社）

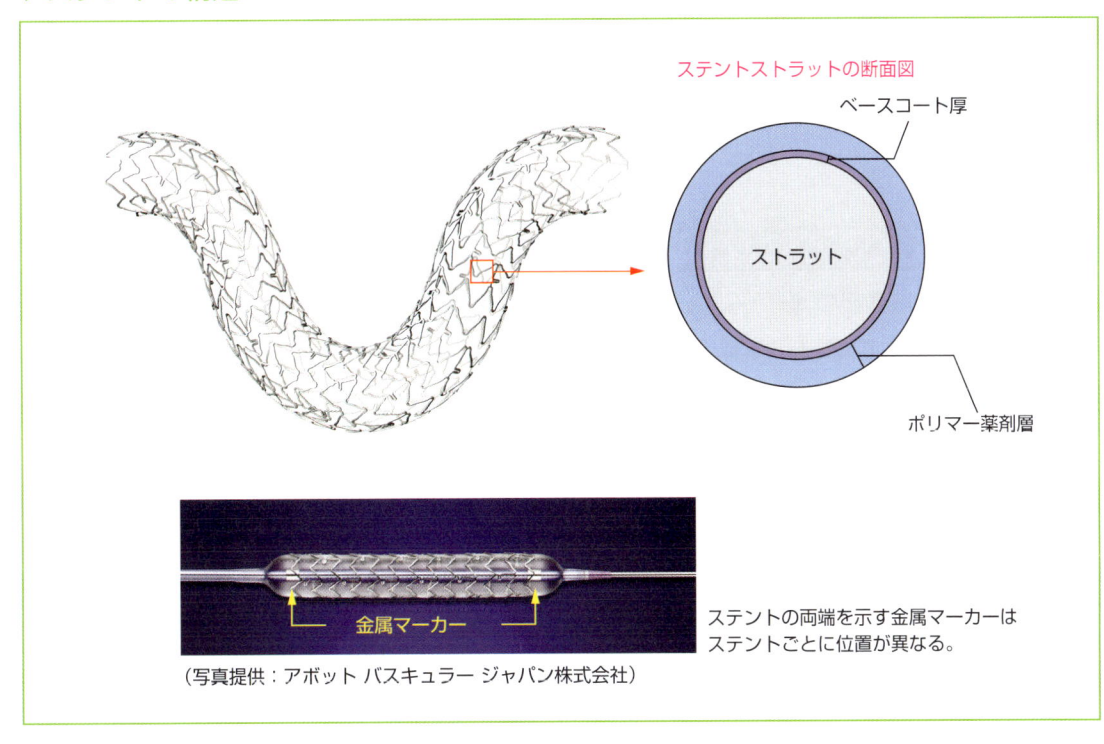

▶冠動脈ステントの留置方法

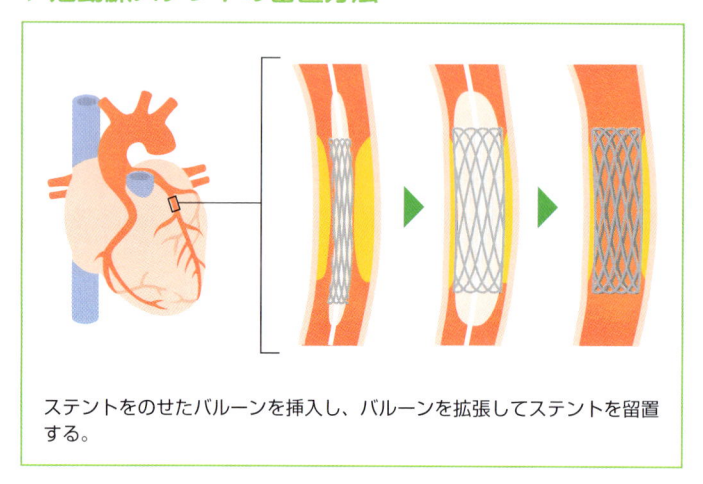

ステントをのせたバルーンを挿入し、バルーンを拡張してステントを留置する。

拡張法による分類

1. バルーンエクスパンド（バルーン拡張型）ステント
- 現在の冠動脈ステントの主流で、バルーンを拡張することで病変部を拡張させるステントです。
- ステントプロファイルを細くするため、セミコンプライアンスのバルーンに乗っています。各社でコンプライアント性が異なるため、使用の際には注意が必要です。

2. セルフエクスパンド（自己拡張型）ステント
- 現在の末梢血管用ステントの主流で、ナイチノールなどの形状記憶合金による自己拡張型ステントです。
- バルーンで後拡張し、血管に圧着させます。

セルの形状による分類

1. オープンセルステント
- オープンセル型はステントストラットの間隔が広く、側枝へのアクセスが容易ですが、組織の逸脱（prolapse）の危険性もあります。
- 2リンクのステントがよりオープンセルの形状であり、現在は2～3リンクのオープンセル型ステントが主流です。

2. クローズドセルステント
- クローズドセル型はストラットが密で、側枝アクセス困難なステントです。現在はあまり使用されていません。
- 血管壁の支持被覆（scaffolding）が強いです。

材質による分類

1. ベアメタルステント（BMS）
- ベアメタルステント（bare metal stent：BMS）は、薬剤が塗布されていない、金属だけでできたステントです。

2. 薬剤溶出性ステント（DES）
- 薬剤溶出性ステント（drug eluting stent：DES）は、金属の表面に免疫抑制などの薬剤が塗布されたステントです。
- 薬剤がじわじわと溶け出し、再狭窄を予防するはたらきをします。
- BMSにより急性期の合併症は減少しましたが、1年以内の新生内膜増殖が約20〜30％に起こる再狭窄の原因となっていました。一方、薬剤溶出性ステントは、ポリマーにしみ込んだ少量の細胞増殖抑制剤（TAXUS®は抗がん剤、それ以外はすべてリムス系薬剤）がゆっくり1〜6か月かけて放出されるため、新生内膜の増殖が抑制されます。
- DESによって成績に差はありますが、1年後の再狭窄率は約5％程度です。

特殊なステント

1. カバードステント
- PTFE（ポリテトラフルオロエチレン）膜を2つのステントで挟み込んだ膜付きのステントで、再狭窄予防でなく、血管の穿孔や破裂の際に止血、修復用に使用します。

ステントの問題点
- バルーンのみによる血管拡張治療では、バルーンが物理的に拡張する際にやわらかい部分が拡がるものの、急性期のリコイルや解離による血栓症が多く発生しました。
- ステントにより内腔は保持され、病変の適正な支持被膜で解離の修復（bailout）が可能になり、飛躍的に急性期の合併症が減りました。しかし、ステントでも急性期に組織の逸脱（prolapse）や側枝の閉塞による心筋ダメージ、血栓症も低率ながら危険性は残っています。
- BMSは2〜4週間で内皮細胞により被覆され、そのタイミングで抗血小板薬を減量します。
- DESは再狭窄率を低下させましたが、ポリマーに対する炎症が続き、2年以上の晩期の再狭窄（レートキャッチアップ）やストラットの被膜化が遅れることにより、晩期ステント血栓症（very late stent thrombosis：VLST）がまれに起こっています。そのため、現在はストラットやプロファイルが薄く、生体吸収性のポリマーのDESや生体吸収性のステントが研究開発されています。
- DESでは内皮化の遅れから、6か月以上のDAPT MEMO が推奨されています。ただし、症例を選べば、ポリマーの改善により3か月程度の継続で一次的な休薬が可能と報告されています。

▶薬剤溶出性ステントの比較

製品名	TAXUS® (PES) 写真提供:ボストン・サイエンティフィック ジャパン株式会社	Endeavor Sprint (ZES) 写真提供:日本メドトロニック株式会社	Nobori® (BES) 写真提供:テルモ株式会社
承認(年)	2007	2009	2011
ステントプラットフォーム	Express²/Liberté 316Lステンレススチール 0.0038 in.	Driver コバルトクロム合金 0.0036 in.	S-Stent (modified) 316Lステンレススチール 0.0047 in.
薬剤 薬剤作用 溶出期間	Paclitaxel 抗がん剤 90%ステント内残存	Zotarolimus 細胞増殖抑制 14日間(100%)	Biolimus A9 細胞増殖抑制 180日間程度
ポリマー 厚み	SIBS (Translute) 14μm	Phosphorylcholine (PC) 4.0μm	PLA/Parylene 20μm

製品名	PROMUS Element™ Plus (EES) 写真提供:ボストン・サイエンティフィック ジャパン株式会社	Resolute Integrity™ (R-ZES) 写真提供:日本メドトロニック株式会社	XIENCE Xpedition® (EES) 写真提供:アボット バスキュラー ジャパン株式会社
承認(年)	2012	2012	2013
ステントプラットフォーム	Element プラチナクロム合金 0.0032 in.	Integrity コバルトクロム合金 0.0036 in.	MULTI-LINK 8® コバルトクロム合金 0.0032 in.
薬剤 薬剤作用 溶出期間	Everolimus 細胞増殖抑制 120日間(100%)	Zotarolimus 細胞増殖抑制 180日間(100%)	Everolimus 細胞増殖抑制 120日間(100%)
ポリマー 厚み	PVDF-HFP (Fluoropolymer) 7μm	C19/C10/PVP (BioLinx) 5.6μm	PVDF-HFP (Fluoropolymer) 7.8μm

> **MEMO** DAPT（dual antiplateled therapy：抗血小板薬2剤併用療法）

冠動脈ステント留置後の2剤による抗血小板療法。PCIのステント留置に伴い必須となる薬物治療の1つで、アスピリンとクロピドグレル、チクロピジン、プラスグレルなどを併用します。

▶ステント拡張と再狭窄因子

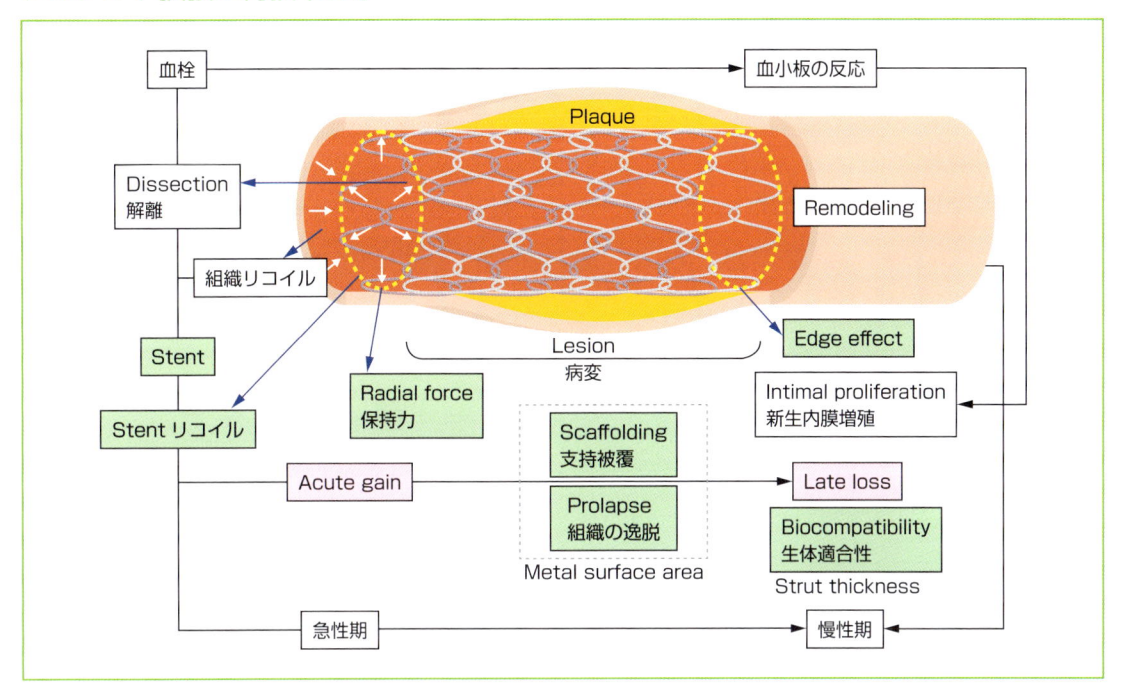

▶薬剤溶出性ステント（DES）の問題点

屈曲病変のステント破断（フラクチャー）
・以前のストラットの厚いステンレス製ステントに比べ、薄いコバルト合金のステントでは発生頻度が減ったとされているが、少なからず再狭窄の因子となる可能性がある。

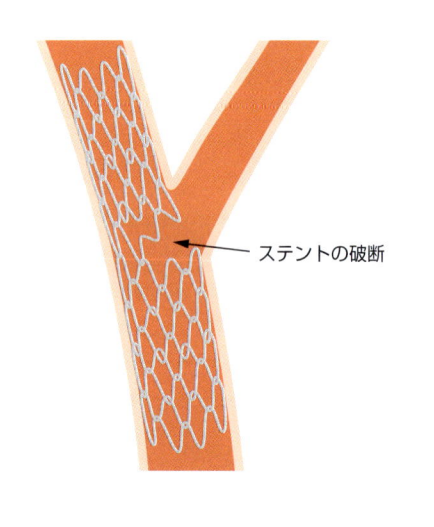

ステントの破断

ステント不完全拡張（マルアポジション）
・ステントの血管壁への圧着が不十分なため、ステントが血管内に浮いているような状態。ステントがしっかり血管壁に圧着するよう治療する。
・慢性期に薬剤による過度の細胞障害で起こる場合もある。

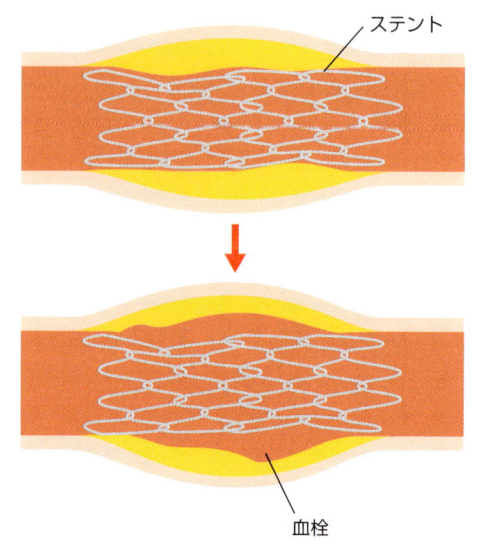

ステント

血栓

ステントのマルアポジション（挿入血管への不適合）がステント血栓症の一因となる。

6 止血デバイス

心臓カテーテル検査・治療の後、特にPCIではヘパリンや抗血小板薬を注射するため、シースを抜いた後の止血は十分に行う必要があります。
従来は用手圧迫が基本でしたが、近年はさまざまな止血デバイスが開発され、止血時間の短縮や止血業務の負担軽減につながっています。

止血デバイスの種類と特徴

1. TRバンド™

- マジックテープ固定式のビニール製バンドです。圧迫部位が透明素材であり、穿刺部の観察がしやすい構造になっています。
- 空気を注入したバルーン付きのバンドで穿刺部を圧迫止血し、その後注射器で少量ずつ空気を抜いて減圧していきます。
- 橈骨動脈に使用します。

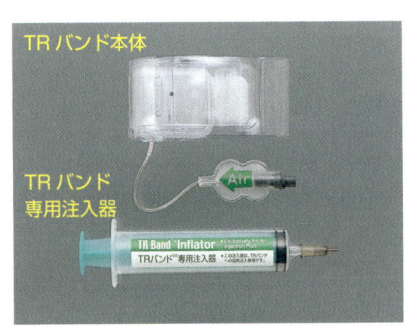

TRバンド™
(写真提供：テルモ株式会社)

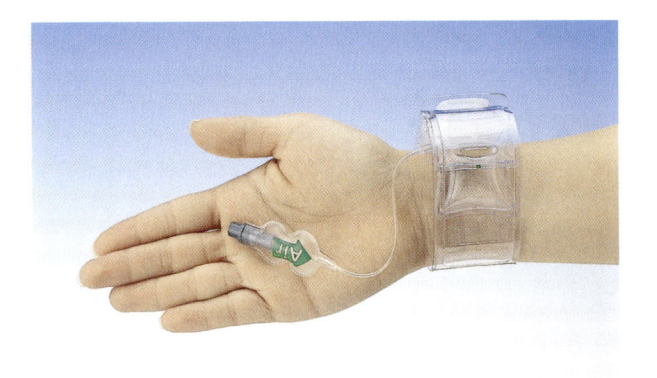

使用イメージ

> 止血デバイスの使用後は、穿刺部の観察が重要です。
> 使用されている止血デバイスの特徴をよく理解し、
> 出血がないか、血腫の形成がないか、確認しましょう。

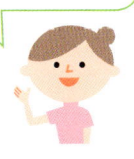

Part 5 検査・治療で使用する主なデバイス

2. ゼメックス止血システムとめ太くん®

- 粘着固定式の圧管理可能なビニール製バンドです。
- 空気を注入したバルーンで穿刺部を圧迫止血します。
- 上腕動脈や膝窩動脈に使用します。

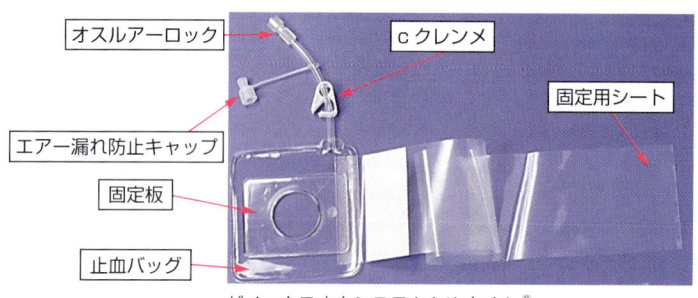

ゼメックス止血システムとめ太くん®
（写真提供：ゼオンメディカル株式会社）

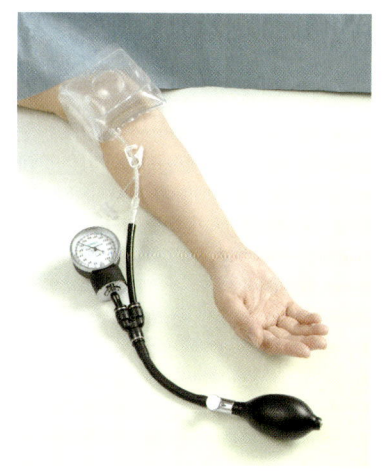

使用イメージ

3. アンジオシール™

- 体内に留置するアンカー、コラーゲンスポンジ、スーチャーは、60〜90日で生体に吸収されます。
- 大腿動脈に使用します。
- シース抜去前に造影し狭窄のないことを確認後、ガイドワイヤーを使用してシースを抜去します。ロケーターとアンジオシールのシースを組み合わせて血管内に挿入し、血液の逆流で血管内へのシースのポジショニングを確認した後、生体吸収されるアンカーとコラーゲンスポンジで穿刺血管壁を挟み込み、止血します。

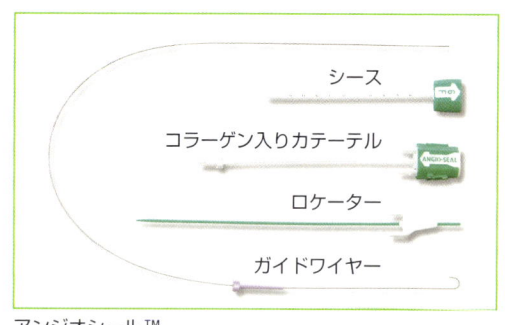

アンジオシール™
（写真提供：セント・ジュード・メディカル株式会社）

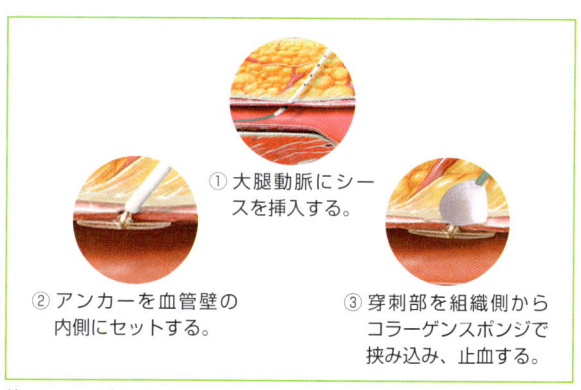

① 大腿動脈にシースを挿入する。
② アンカーを血管壁の内側にセットする。
③ 穿刺部を組織側からコラーゲンスポンジで挟み込み、止血する。

使用イメージ

Angio-Seal and St. Jude Medical are trademarks of St. Jude Medical, Inc. or its related companies.
Reprinted with permission of St. Jude Medical, ©2014. All rights reserved.

4. パークローズProGlide®

- 血管穿刺孔の縫合デバイスです。
- 物理的縫合により、血液凝固に関係なく短時間での止血が可能です。

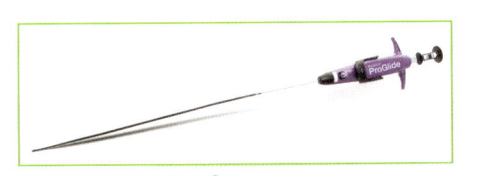

パークローズProGlide®
(写真提供：アボット バスキュラー ジャパン株式会社)

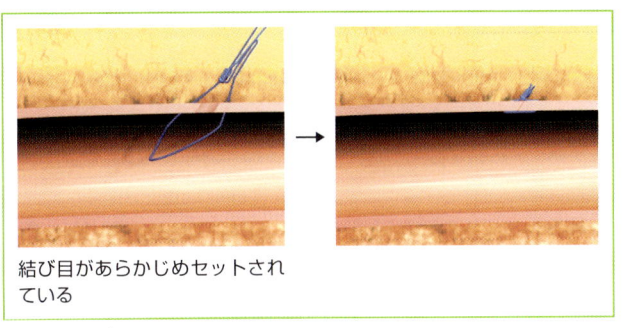

結び目があらかじめセットされている

使用イメージ

5. ステプティ

- 6mmの厚みがあるパッドと伸縮性の高いウレタン不織布テープによる圧迫固定により、穿刺部の止血をします。
- 静脈用の「ステプティ」と動脈用の「ステプティP」があります。

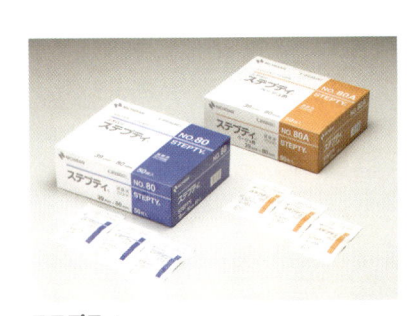

ステプティ
(写真提供：ニチバン株式会社)

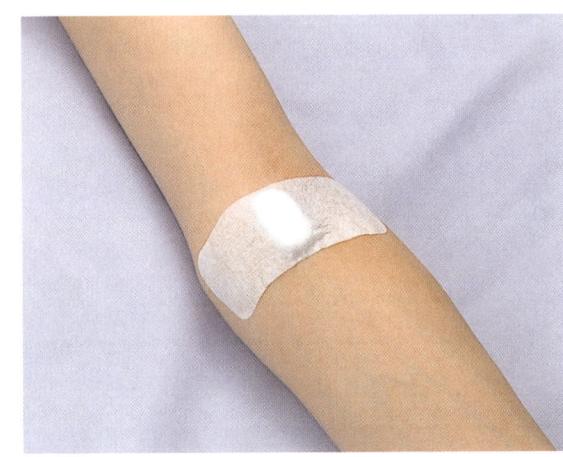

使用イメージ

止血デバイス使用時の注意点

- 用手圧迫と同様に、出血がなければ徐々に減圧し、末梢への血流を確保しつつ止血します。
- 神経を圧迫しないよう注意が必要です。

索引

和文

あ
アセチルコリン	39, 109
圧迫止血	127, 128
圧迫帯	129
アテローム	11
圧力測定	28
アナフィラキシーショック	99, 123
アナフィラキシーショック時の対応	124
アブレーション	67, 71
アプローチ部位	47
アレルギー	105, 111
アレルギー症状	123
安静時間	111
安静時心電図	106
安静度（心臓カテーテル後の）	127, 130

い
閾値	79
医師（の役割）	14
意識消失	96, 123
意識レベル低下	123
異常電気活動	67
胃蠕動障害	74
胃大網動脈	38
一時的ペーシング	96
一過性虚血発作	53
イリゲーションカテーテル	73
医療費	106, 111
インスリン	109
インターベンション	46
インデフレーター	49, 116, 161

う
植込み型除細動器	9, 42, 46, 84
植込み型除細動器植込み術	9, 46, 84
植込みデバイス	84
右脚	7
右室（右心室）	6
右室圧	29
右室枝	5
右室心尖部刺激	44
右室造影	8, 30
右室流出路刺激	44
右心カテーテル検査	8, 28
右心系	8
右心内圧	28
右房（右心房）	6
右房圧	29
右房室弁	6
運動指導	136
運動負荷心電図	17
運動療法	135

え
鋭縁枝	5
エコー	19
エルゴノビン	109
エルゴノビン負荷試験	8, 39, 109
エルゴメーター法	17
エルゴメトリンマレイン酸塩	39
遠心ポンプ	64

お
横隔神経麻痺	74
嘔気	123
オープンセルステント	166
オリエンテーション	106

か
加圧器	48
回旋枝	5
ガイディングカテーテル	48, 154
ガイドワイヤー	48, 79, 158
外来受診	102, 105
解離	94
核医学検査	20
拡張型心筋症	11
下肢静脈血栓症	93
下肢動脈	55
下肢動脈末梢塞栓症	93
下肢の虚血症状	55
下肢の脱力	97
下肢閉塞性動脈硬化症	55
仮性動脈瘤	100
家族歴	105
過鎮静	83
活性化凝固時間	73, 125, 126
合併症	46, 122
カテーテル	32, 46, 154
カテーテルアブレーション	9, 42, 46, 67, 122, 138
カテーテル検査台	26, 117

カテーテル食	133
カテーテルセット	27, 116
カバードステント	167
下壁	147
カルシウム拮抗薬	109, 110
カルディオバージョン	84
簡易型人工呼吸器	125
感覚障害	97
冠拡張薬	110
間欠性跛行	55
冠血流予備量比	57
看護師（の役割）	14
観察記録	104
患者確認	26, 118
患者教育	136
患者準備	150
患者入室	26
患者の安全確保	137
患者の安楽確保	139
患者の誘導	117
冠静脈造影	86
感染	100
感染性心内膜炎	100
感染予防	81
感度	79
冠動脈（冠状動脈）	4, 24
冠動脈解離	50, 94
冠動脈血栓塞栓症	57
冠動脈穿孔	50, 94
冠動脈造影	8, 31
冠動脈バイパスグラフト造影	8, 37
冠攣縮	39
冠攣縮性狭心症	10, 109

き

既往歴	105
期外刺激法	44
気胸	83
キシロカインショック	50
期外収縮	67
気道浮腫	123
気分不快	123
救急外来	146
急性冠症候群	10
急性冠動脈閉塞	134
急性心筋梗塞	10, 23, 47
急性心不全	23
急性腎不全	98
休薬	109

胸郭外穿刺法	79
狭窄度	21
狭窄病変部の圧	57
狭心症	10, 17, 19, 47, 106
狭心症の重症度	22
胸痛	93, 100, 123
胸部X線	19, 106
胸部絞扼感	50
胸部症状	100
胸部誘導	16
局所被曝	73
局所麻酔	26, 50, 77, 123
虚血	148
虚血症状	52
虚血性心疾患	10, 20, 31, 47
記録	142, 150
記録用紙	142
緊急カテーテル	146
緊急冠動脈形成術	96

く

クリニカルパス	106
クローズセルステント	166

け

経カテーテル的大動脈弁植込み術	89
頸静脈	43
経食道エコー	20, 73
頸動脈	19
頸動脈エコー	19, 106
頸動脈狭窄症	53
経皮穿刺法	28
経皮的冠動脈形成術	9, 46, 47
経皮的血管形成術	52
経皮的腎動脈除神経デナベーション	90
経皮的心肺補助装置	64, 93, 125
けいれん	96
血圧	95, 100
血圧管理	73
血圧測定	112
血圧低下	50, 94, 123
血液透析	98, 99
血管エコー	19
血管拡張薬	27
血管吸引カテーテル	157
血管狭窄	46
血管形成術	52
血管雑音	100
血管造影撮影装置	12

血管内イメージング	56
血管内超音波	56
血管内治療	52
血管病変	32
血胸	83
血腫	100
血栓	57
血栓吸引	51, 93
血栓吸引用カテーテル	57
血栓吸引療法	57
血栓症	123
血栓溶解療法	93
減圧	127
検査台	117, 137
検査の準備	26
検査の予約	106

こ

降圧薬	54
抗アレルギー薬	111
高位右房刺激	44
高位側壁	147
後下行枝	5
抗凝固薬	27, 73
抗凝固療法	50
抗菌薬	100, 113
高血圧	90
抗血小板薬	109, 110, 150
抗血小板薬2剤併用療法	109, 169
高周波	9, 67
梗塞波形	147
後側壁枝	5
高度徐脈	123
広範前壁	147
抗頻拍ペーシング	84
抗不整脈薬	42
声かけ	122
子カテ	157
呼吸困難	93, 123
コスト	143
コレステロール塞栓症	98
コンプライアンス	163
コンプライアントバルーン	163

さ

再灌流	96
再灌流不全	124
再狭窄	31, 167
採血	18, 113

再発予防	135
左脚	7
左脚ブロック	84
鎖骨下動脈	52
鎖骨下動脈狭窄症	52
左室（左心室）	6
左室造影	8, 40
左室リード	86
左心カテーテル検査	8, 31
左心系	8
撮影方向	33, 36
左房（左心房）	6
左房室弁	6
寒さ対策	140
サーミスタ	29
サーモダイリューションカテーテル	28
三尖弁	6
酸素吸入器	125
酸素投与	70
酸素飽和度	123
サンプリング	8, 30

し

ジェネレーター	81, 85
自覚症状	22, 105
刺激伝導系	7, 42
止血	26, 50, 125
止血時間	111, 127, 133
止血デバイス	50, 127, 128, 171
止血不全	125
止血方法	127
嗜好品	105
自己拡張型ステント	166
持参薬	112
四肢誘導	16
シース	26, 28, 43, 48, 70, 79, 152
シースのサイズ	153
シースの抜去	125
ジャドキンスカテーテル	154
シャフト	43, 154
シャント	112
重症心不全	85
重症不整脈	123
12誘導心電図	16, 100
粥腫	58
出血	50
術後合併症	134
純後壁	147
硝酸薬	109, 110

上室頻拍	42
上肢動脈末梢塞栓症	93
上肢の虚血症状	52
上肢の収縮期血圧	52
症状の確認	112
情報収集	115
静脈アプローチ	82
静脈グラフト	38
静脈造影	77, 82
常用内服薬	105
上腕動脈アプローチ	47
上腕動脈穿刺	97, 128
食事指導	136
食事制限	109
食事の管理	133
食道	74
食道温	74
食道障害	74
除細動閾値テスト	86
除細動器	125
ショック	93, 94, 123
ショックリード	85
徐脈	10, 50, 123
徐脈性心房細動	76
徐脈性不整脈	9, 42, 46, 76
除毛	114
自律神経	123
心アミロイドーシス	30
心エコー	17, 106
心外膜電位	95
心拡大	17
心合併症	94
腎合併症	98
心機能	17
腎機能障害	54
心機能評価	40
心筋	42, 67
心筋炎	30
心筋虚血	20
心筋梗塞	17, 47, 50, 100
心筋梗塞部位	147
心筋症	11
心筋焼灼	122
心筋シンチグラフィー	20
心筋生検	8, 30
心筋染影	24
心駆出率	41
神経合併症	97
神経障害	97
心係数	29
腎血管性高血圧	54
心原性ショック	23, 123
人工肺	64
心サルコイドーシス	30
心室	6
心室細動	42, 50, 84, 96
心室性期外収縮	68
心室中隔欠損	30
心室中隔欠損症	11
心室中隔穿孔	17
心室内血栓	40
心室内伝導障害	84
心室頻拍	42, 50, 68, 84, 96
心室頻拍誘発	44
心臓カテーテル室	12
心臓カテーテル室看護師	120
心臓カテーテル室スタッフ	14
心臓カテーテルのアプローチ部位	47
心臓再同期療法	9, 46, 84
心臓穿孔	73
心臓弁膜症	89
心臓リハビリテーション	135
腎塞栓症	92
寝台移動	33
診断カテーテル	154
心タンポナーデ	50, 73, 75, 95, 123
心停止	99
心電図	106, 113, 147
心電図変化（急性心筋梗塞）	148
心電図モニター	113
腎動脈	19, 54, 90
腎動脈エコー	19, 106
腎動脈狭窄症	54
心内心電図	43
心嚢	95
心嚢液	17, 95
心嚢穿刺	95
心嚢ドレナージ	73
心拍出量	29
心肥大	17
深部静脈血栓症	93
深部静脈血栓症の予防	129
心不全	19, 73, 84
心不全の重症度	23
心房	6
心房細動	42, 67, 68, 96
心房細動アブレーション	73
心房粗動	42, 68, 96

心房中隔欠損	11, 30	瘙痒感	99
心房頻拍	68	足関節上腕血圧比	18, 106
診療放射線技師	14	塞栓症	123
		側壁	147

す

スクリューインリード	80
スティーブンジョンソン症候群	99
ステント	48, 165
ステント血栓性閉塞	100
ステント破断	170
ステント不完全拡張	170
ステント留置	49
ストラット	165
スパズム	39
3Dマッピングシステム	69
スローフロー	123
スワン・ガンツカテーテル	28, 154
スワン・ガンツカテーテル検査	8

た

体位	139
第1対角枝	5
第1中隔枝	5
体位調整	120
退院	103
退院指導	135
体外式ペースメーカー	125
対角枝	5
待機的冠動脈形成術	96
対極板	70
退室	126, 150
大腿静脈	28, 43
大腿神経障害	97
大腿動脈アプローチ	47
大腿動脈穿刺	97, 129
体動の制限	121
大動脈圧	57
大動脈内バルーンパンピング	59, 94, 125
大動脈弁	6
大動脈弁狭窄症	89
第2対角枝	5
大伏在静脈	38
タイムアウト	117, 150
たこつぼ型心筋症	11
多剤配合薬	110
タリウム	20
弾性ストッキング	129

せ

生体吸収性スキャフォールド	89
正中神経障害	97
責任病変	24
石灰化したプラーク	58
セミコンプライアントバルーン	163
セルフエクスパンドステント	166
穿刺	70
穿刺の痛み	50
穿刺部位の確認	111
穿刺部出血	100
穿刺部の止血	125
穿刺部の腫脹	100
前処置	112
先天性心疾患	11, 30
前投薬	113, 124
前壁中隔	147
喘鳴	123
線量測定	143

ち

チアノーゼ	93
致死性不整脈	9, 84
チーム医療	14
中隔枝	5
治療抵抗性高血圧	90
鎮静	70, 72, 75, 122

つ

椎骨動脈	52

て

低血糖	109
低電位	95
テクネシウム	20

そ

造影剤	50, 99, 109
造影剤アレルギー	99, 113
造影剤自動注入装置	32
造影剤腎症	98, 112
造影剤の注入条件	32
造影遅延	124
総肝動脈	38
僧帽弁	6
僧帽弁閉鎖不全	40

デバイス	46, 48, 58, 152
電気ショック	84
電気生理学的検査	8, 42, 71
電気的刺激	42
電気的除細動	84
電極カテーテル	8, 43, 67, 71
転落防止	137

と

同意書	106, 112
動悸	96
同期不全	84
洞結節（洞房結節）	7
橈骨動脈アプローチ	47
橈骨動脈穿刺	127
透析	18
橈側皮静脈	83
糖尿病薬	109
洞不全症候群	42, 76
動脈圧モニタリング	44
動脈グラフト	38
動脈硬化	47
動脈触知	111
トレッドミル法	17
鈍角枝	5

な

内胸動脈	38
内頸静脈	28, 43
内頸動脈	53
内頸動脈狭窄症	53
内服制限	109
難治性致死性不整脈	46

に

日常生活指導	136
入院	103, 106
入院前スクリーニング検査	106
乳酸アシドーシス	109
入室準備	116
尿道留置カテーテル	114
尿量	73
尿量の管理	73

ね

熱希釈法	29

の

脳梗塞	52, 92, 123, 134

ノーリフロー	123
ノンコンプライアントバルーン	163

は

肺うっ血	23
肺梗塞	123
肺静脈	67
肺塞栓	30, 93, 134
肺体血流比	30
バイタルサイン	112
肺動脈	28
肺動脈圧	29
肺動脈楔入圧	29
肺動脈造影	8, 30
バイパス	37
バックアップ	156
白血球	100
パーニング	33
パーフュージョンバルーン	164
バルーン	48
バルーンエクスパンドステント	166
バルーン拡張	49
バルーン拡張型ステント	166
バルーンカテーテル	59, 162
晩期ステント血栓症	167
パンクチャー法	28

ひ

皮下血腫	50
光干渉断層法	56
ビグアナイド系糖尿病薬	109, 110
皮疹	99
ヒス束	7
肥大型心筋症	11
左回旋枝	4
左冠動脈	5, 32
左冠動脈造影	33
左冠動脈造影の撮影方向	33
左前下行枝	4
ピッグテールカテーテル	32, 40, 155
必要物品	116
被曝	73
被曝防護	143
皮膚障害	73
肥満患者	50
頻回刺激法	44
頻脈	10, 123
頻脈性心房性不整脈	68
頻脈性不整脈	9, 42, 46

ふ

項目	ページ
不安定狭心症	10, 47
フィルター	52
フェモラルアプローチ	47
負荷心電図	106
服薬指導	136
不整脈	8, 10, 17, 19, 42, 50, 67, 96
フットポンプ	129
物品の準備	116
ブラキアルアプローチ	47
プラーク	58
フラクチャー	170
プルキンエ線維	7
プロファイリングバルーン	164

へ

項目	ページ
ベアメタルステント	167
閉塞枝	147
ペーシング	44, 84
ペーシング閾値	88
ペーシングリード	76
ペースマッピング	69
ペースメーカー	9, 76, 84, 113
ペースメーカー植込み術	9, 46, 76
ペースメーカー感染	81
ヘパリン	26, 31, 70, 125
ヘパリンコントロール	73
弁疾患	40
弁膜症	10, 17

ほ

項目	ページ
房室結節	7
房室結節回帰性頻拍	68
房室ブロック	42, 76
房室ブロック作成術	68
放射線被曝	143
放射線皮膚障害	73
膨隆疹	123
ポケットの作成	78
補助循環療法	59
発作性上室頻拍	42, 96
発作性心房細動	67
ホルター心電図	19
ポンプ失調	23

ま

項目	ページ
前張り	114
マスター法	17
末梢血管合併症	92
末梢血管治療	92
末梢血管病変	11
末梢循環不全	23
末梢塞栓症	52, 92
末梢動脈	18, 52
末梢動脈塞栓	134
末梢保護デバイス	160
末梢ラインの確保	112
マルアポジション	170
マルチパーパスカテーテル	32, 41
慢性完全閉塞用ワイヤー	159
慢性冠動脈完全閉塞	139

み

項目	ページ
右冠動脈	5, 32
右冠動脈造影の撮影方向	36
脈拍	100
脈拍触知	121
脈拍数	95

め

項目	ページ
迷走神経反射	50, 123, 134

も

項目	ページ
申し送り	126, 149, 150
モニター電極	113
モニターの装着	117
モニタリング	113
問診	105
問診票	112

や

項目	ページ
薬剤管理	141
薬剤溶出性ステント	167
薬剤溶出性バルーン	164

ゆ

項目	ページ
疣贅	20
輸液	112
輸液の管理	133

よ

項目	ページ
用手圧迫	125, 129
抑制	70, 72, 138
ヨード系造影剤	123

ら

項目	ページ
ラジオアイソトープ検査	20
ラディアルアプローチ	47

り

リエントリー回路	67
リストバンド	112, 118
リード	76, 79, 83
リード穿孔	83
リードの感度	88
リハビリテーション	135
リファレンスパッチ	70
臨床工学技士	14

れ

冷汗	94, 123
攣縮	39, 109

ろ

労作性狭心症	10, 47
ロータブレーター	48, 58

わ

ワゴトニー	123, 134

略語・欧文

ABI（ankle brachial pressure index）	18, 106
ACT（activated clotting time）	73, 74, 125, 126
AHAの狭窄度分類	21
AS（aortic [valve] stenosis）	89
ASD（atrial septal defect）	11, 30
BMS（bare metal stent）	167
BVS（bioresorbable vascular scaffold）	89
CABG（coronary artery bypass graft）	37
CAG（coronary angiography（arteriography））	8, 31
CCS分類	22
CI（cardiac index）	29
CO（cardiac output）	29
CRP（C-reactive protein）	100
CRT（cardiac resynchronization therapy）	9, 46, 84
CTO（chronic total occulusion）	139
C反応タンパク	100
DAPT（dual-antiplatelet therapy）	167, 169
DES（drug eluting stent）	167
door to balloon time	146, 148
DVT（deep vein thrombosis）	129
EF（ejection fraction）	40
EPS（electrophysiologic study）	8, 42
EVT（endovascular therapy）	52, 92
FFR（fractional flow reserve）	57
Forrester分類	23
GEA（gastroepiploic artery）	38
IABP（intra-aortic balloon pumping）	59, 94, 125
ICD（implantable cardioverter defibrillator）	9, 42, 46, 84
ITA（internal thoracic artery）	38
IVR（interventional radiology）	46
IVUS（intravascular ultrasound）	56
Killip分類	23
LCA（left [coronary] artery）	32, 33
LVG（left ventriculography）	8, 40
MR（mitral [valve] regurgitation）	40
Myocardial blush grade	24
no-reflow	100
NYHA分類	22
OCT（optical coherence tomography）	56
PAP（pulmonary arterial pressure）	29
PCI（percutaneous coronary intervention）	9, 46, 47, 56
PCPS（percutaneous cardiopulmonary support）	64, 93, 125
PCWP（pulmonary capillary wedge pressure）	29
PTA（percutaneous transluminal angioplasty）	52
QT延長症候群	42
RAP（right arterial pressure）	29
RCA（right [coronary] artery）	32
RD（renal denervation）	90
RVG（right ventricular angiography）	8
RVP（right ventricular pressure）	29
slow-flow	100
STEMI（ST elevation myocardial infarction）	148
ST上昇	100
ST上昇型心筋梗塞	148
ST変化	19, 123
SVG（saphenous vein graft）	38
TAVI（transcatheter aortic valve implantation）	89
TIMI分類	24
vegetation	20
VLST（very late stent thrombosis）	167
VSD（ventricular septal defect）	11, 30
WPW症候群	68

やさしくわかる心臓カテーテル
検査・治療・看護

2014年9月3日　第1版第1刷発行	監　修　齋藤　滋
2014年12月10日　第1版第2刷発行	編　集　高橋　佐枝子、島袋　朋子
	発行者　有賀　洋文
	発行所　株式会社　照林社
	〒112-0002
	東京都文京区小石川2丁目3-23
	電話　03-3815-4921（編集）
	03-5689-7377（営業）
	http://www.shorinsha.co.jp/
	印刷所　大日本印刷株式会社

- 本書に掲載された著作物（記事・写真・イラスト等）の翻訳・複写・転載・データベースへの取り込み、および送信に関する許諾権は、照林社が保有します。
- 本書の無断複写は、著作権法上での例外を除き禁じられています。本書を複写される場合は、事前に許諾を受けてください。また、本書をスキャンしてPDF化するなどの電子化は、私的使用に限り著作権法上認められていますが、代行業者等の第三者による電子データ化および書籍化は、いかなる場合も認められていません。
- 万一、落丁・乱丁などの不良品がございましたら、「制作部」あてにお送りください。送料小社負担にて良品とお取り替えいたします（制作部 ☎0120-87-1174）。

検印省略（定価はカバーに表示してあります）
ISBN978-4-7965-2333-2
©Shigeru Saito, Saeko Takahashi, Tomoko Shimabukuro/2014/Printed in Japan

福田